ワクチンで殺される

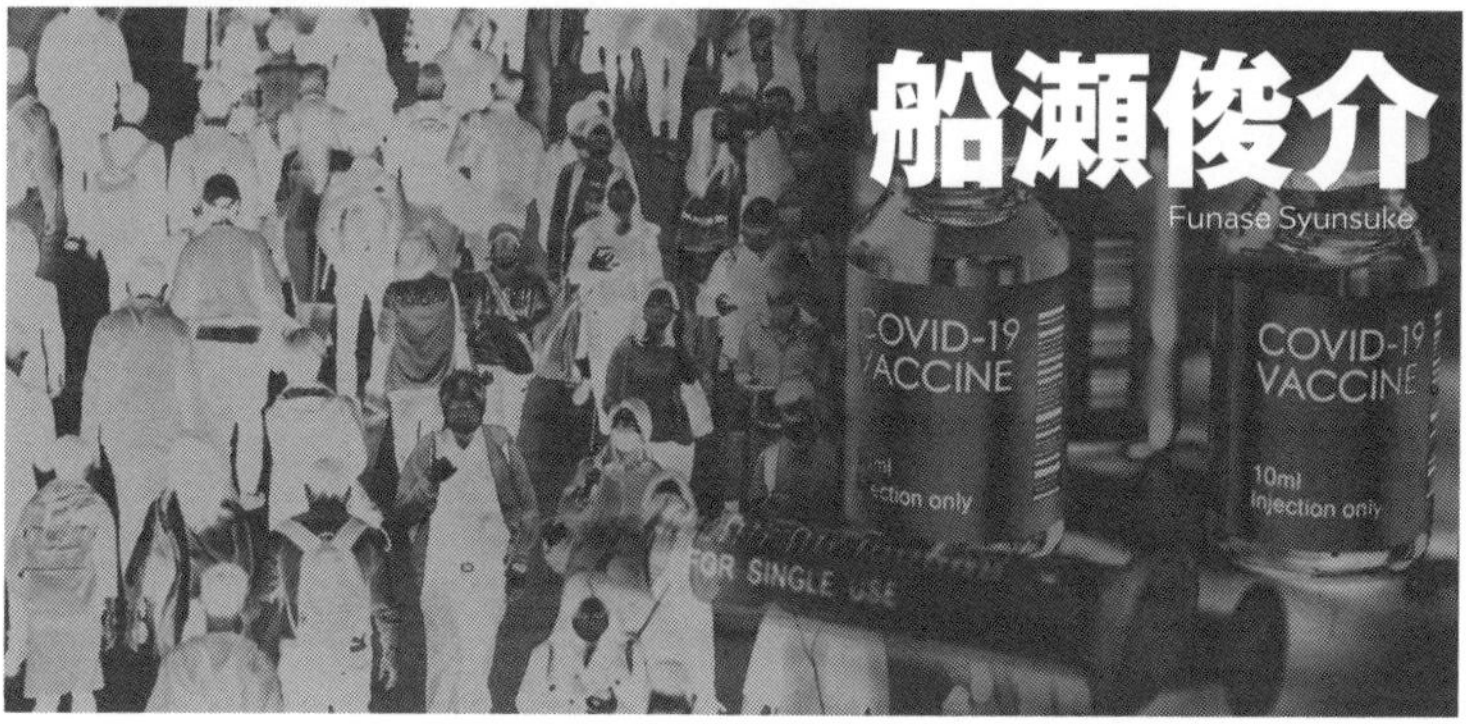

船瀬俊介
Funase Syunsuke

共栄書房

ワクチンで殺される◆目次

第3章　ショック死、血栓、脳出血、流産、自殺、顔面マヒ……
――これらは、未来の「悲劇」の始まりにすぎない

プロローグ　人類は、完全に気が狂った……

――コロナも、ＰＣＲも、ワクチンもペテンだ

命を賭けた医師たちの訴えを聞け……！

●「二年以内に全員死ぬ！」

日本人は、狂った……。そして、人類も、完全に気が狂った。

わたしは、いまだ信じられない。現実のできごととは思えない。

なにか白日夢を見ているようだ。しかし、それは現実なのだ。

「……コロナワクチンを打ったら、全員二年以内に死ぬ」（リュック・モンタニエ博士）

この警告を耳にしても、だれもが実感がわかないだろう。

二〇〇八年、ノーベル賞（医学・生理学）を受賞したウイルス学の世界的権威。

その必死の訴えを、だれもが現実として受けとめることができない。

八八歳の老学者は、さらにこう断言しているのだ。

■「2年以内に全員死ぬ！」

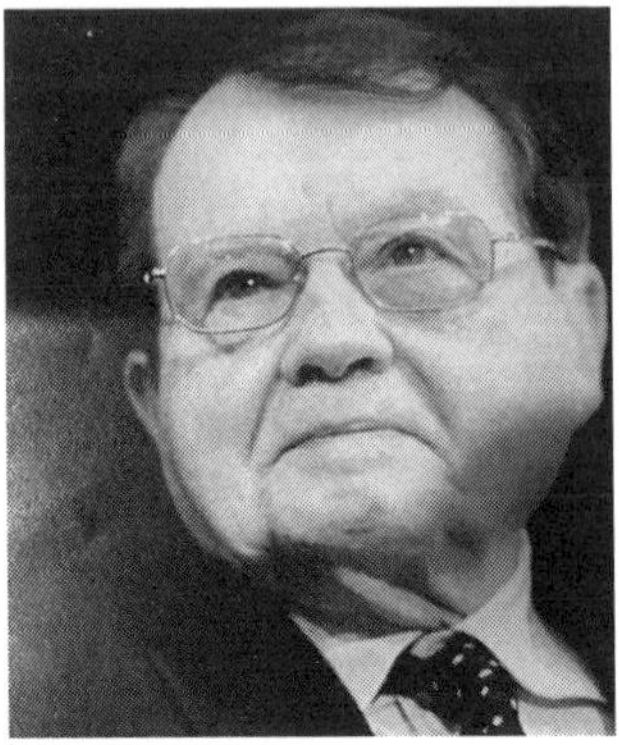

写真0－1　リュック・モンタニエ博士

「……希望はない。治療法もない。我々にできることは大量の死者に備えて、火葬場の準備をしておくことだ」

モンタニエ博士は、新型コロナウイルスを「人工の生物兵器だ！」と真っ先に断定している。

「……エイズウイルスが遺伝子組み換えにより配合されている。自然界では起こり得ない」

さらに、こう付け足している。

「わたしは、もう十分に生きた。だから、怖いものはない」

つまり、〝闇の勢力〟の脅迫も暗殺も恐れない。老学者はそう胸を張っている。

命をかけた告発をしているのは、モンタニエ博士だけではない。

●ファイザー元副社長も告発

世界最大の製薬会社ファイザー社の元副社長も決死の思いで訴えている。

「……コロナワクチンを打つと、二年以内、遅くとも三年で死にます」（マイケル・イードン博士）

博士は、同社医療部門の最高責任者を務めていた。ファイザー社は密かに新型コロナワクチンの動物実験を重ねていた。その責任者がイードン博士だったのだ。

そして……実験に用いたネコ、アカゲザル、ネズミなどの動物たちは次々に死んでいった。

動物たちの全滅に、彼は血の気が引いたにちがいない。

博士は、ファイザー社のｍＲＮＡワクチンを打ったら「二～三年以内に死ぬ」と期間を区切って断言している。それは、死滅した実験動物の寿命を人間に換算したのだろう。

奇しくも、まったく別の立場からのモンタニエ博士の警告と、見事に一致している。

イードン博士の告発映像を見ていると、胸が締め付けられそうになる。その必死の思い、決死の覚悟が表情から伝わってくる。

彼は、もっとも暗殺リスクが高い医師……と言われている。〝闇の勢力〟にすれば、裏切り者だ。そして、あまりに知り過ぎた男だ。

いま、このときも、彼の無事を祈っている。

命を賭けた彼の訴えに、われわれは真摯《しんし》に耳をかたむけ、向き合うべきだ。

■「水やコーラも"陽性"に」

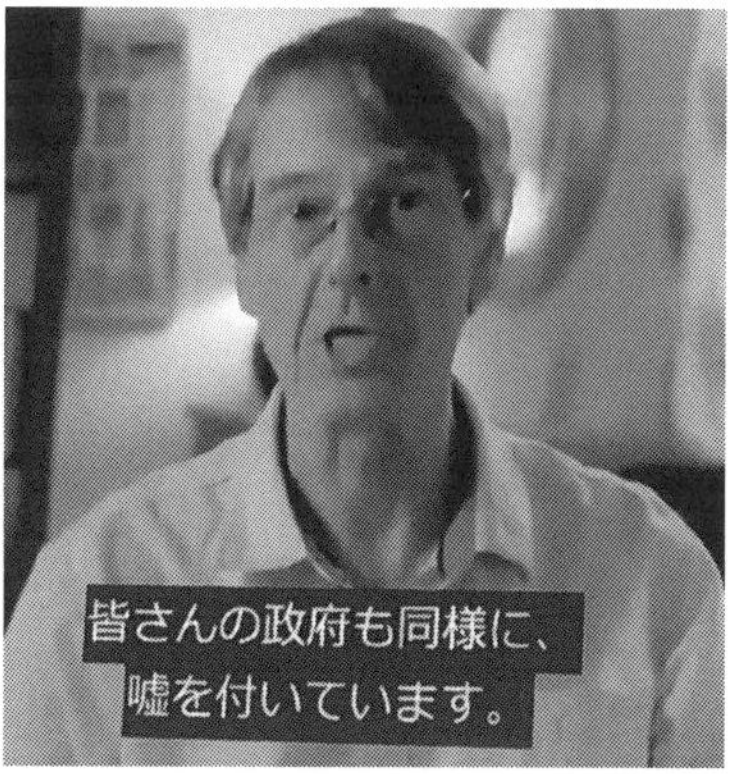

写真０−２　マイケル・イードン博士

●政府、メディアのサギ犯罪

イードン博士の衝撃告発は、それだけではない。

「……PCR検査は、水でもコーラでも〝陽性〟と出ます。感染症の歴史で第二波、第三波……などは存在しません。政府やメディアは、あなたをだましています」

PCRは、水でも〝陽性〟と出る？　ウソだろ⁉　あなたは、またもや耳を疑うはずだ。

イードン博士はこう告発する。

「世界各国の政府、皆さんの政府も同様にウソをついています。皆さんが安易に信じるように仕向けているのです。それを疑問に思わなければ、わたしのような者には、なにもできません。皆さんは、プロパガンダや嘘のターゲットになっています。画策しているのは、プロの集団です。その手法に精通しています」

つまりは、全世界の政府も主要メディアも、偽パンデミックを仕掛けた〝闇の勢力〟に支配されている。操《あやつ》られている。

だから、日本政府も、あなたが毎日見ているテレビも、毎朝目を通す新聞も、すべてが〝闇の勢力〟の一部なのです。はやくいえば〝洗脳〟装置であり、〝扇動〟装置なのです。

新型コロナは人工ウイルス

●〝やつら〟の狙いは人口削減

「……新型コロナウイルス〝COVID-19〟は生物兵器だ」

モンタニエ博士はエイズの遺伝子配列（ゲノム）が組み込まれていることを根拠とする。

博士は二〇〇八年、エイズウイルス（ＨＩＶ）のゲノム配列を解明した功績でノーベル賞（医学・生理学）を受賞した、ウイルス学の世界的重鎮だ。

その医学界の最高レベルの学者が、新型コロナウイルスを人工ウイルスと断定している。

その発言は重い。

しかし、世界の各国政府もマスコミも、その指摘を完全黙殺して今日に至る。

〝かれら〟は、すべて闇側の勢力ディープステート（ＤＳ）の一員なのだ。

ノーベル賞学者であろうと、真実を語る者はいっさい黙殺、圧殺する。

イードン博士の命を賭けた決死の告発も、完全無視だ。

あなたは、そんな政府を信じ、ＮＨＫや朝日新聞などを信じて、ワクチン接種会場で、注射の順番を待って並んでいるのだ。

それが、あなたを二年以内に〝殺す〟猛毒注射だとは、夢にも思わず……。

●新世界秩序は〝家畜〟社会

〝闇の勢力〟の目的は、まずは地球の人口削減である。

一〇億人まで減らし、最終的には理想の五億人とする。

ここで、黒人、黄色人種、少数民族などは、ほとんど〝間引き〟〝抹殺〟する。

つぎに、全国家を廃絶して、地球統一政府を樹立する。

財産は没収され、居住、職業、学問、宗教、表現の自由などは禁止。子どもは国家が没収。

反対運動は厳罰に処せられる。

これは、もはや奴隷社会ですらない。〝家畜〟社会である。

しかし、〝闇の勢力〟の〝やつら〟にとっては、理想社会なのだ。

それを、連中はニュー・ワールド・オーダー（NWO）、新世界秩序と呼んでいる。

ちなみに、〝やつら〟は、自分たち以外の人間をゴイム（獣）と呼ぶ。

はじめから人間とは思っていない。おとなしく言うことを聞くと家畜（シープ）として扱う。

今回のコロナ偽パンデミックも、ワクチンも、増え過ぎた家畜を屠殺する感覚なのだ。

コロナは一五年以上前から計画されていた

●「アメリカ不正選挙」と同じ

闇勢力は歴史上、長きにわたり「人口削減」と「巨利収奪」をくりかえしてきた。

具体的にいえば「人殺し」と「金儲け」である。その二大市場が〝戦争〟と〝医療〟である。

どちらも人口は減らせる。大金は稼げる。まさに、一挙両得である。

とりわけ近代に入ってからの世界の戦争は、すべて〝やつら〟が計画し、実行してきた。

医療利権は、ほとんどをロックフェラー財閥が独占してきた。

イルミナティの頂点を支配する一三氏族のうち、ロックフェラー家、ロスチャイルド家こそツートップ、〝双頭の悪魔〟である。

〝かれら〟は昨今、イルミナティというよりディープステート（DS）といったほうが、判りやすい。

二〇二〇年、アメリカ大統領選で目の眩《くら》む不正選挙で、トランプから大統領の座を強奪したのも〝やつら〟だ（拙著『アメリカ不正選挙2020』成甲書房、参照）。

この不正選挙を仕掛けたディープステートが、他方ではコロナパンデミックを仕掛け、ついに人類大量抹殺の攻撃を仕掛けてきたのだ。

●事前準備の証拠は山ほど

だから、大量殺戮兵器ワクチンの前段となるコロナウイルスも、DSによって周到に準備されてきた。
その証拠をあげる――。

（1）CIA予告シナリオ：一五年前、すでにCIA（米中央情報局）はコロナパンデミックを予告（計画）している。「二〇二五年までに、伝染性が強く治療法がないコロナウイルスの

世界的大流行が発生し、人類の三分の一が感染する」（同報告）

病原体の描写も、新型コロナウイルスそっくりである。

「……既存疾患を引き起こす病原体が、DNA変異や再合成（組み換え）によって生まれる。それは新型のSARSやコロナウイルスなどだろう」（同）

（2）コロナ人工ウイルス：米国ですでに作成に成功していた。

「……米国の科学者は、二〇一三年までにコウモリなど動物コロナウイルスのハイブリッド型の人工ウイルスを〝完成〟させ、人に感染させる方法を研究している」（科学誌『Nature Medicine』）

（3）事前予行演習：二〇一九年一〇月、コロナウイルス拡散によりパンデミックを想定した予行演習〝イベント201〟が開催されている。主催は「ビル&メリンダ・ゲイツ財団」。この財団は、世界ワクチン利権の総本山だ。ここで、パンデミックの病原体をコロナウイルスと特定している。

中国武漢で新型コロナウイルスの感染者が出現したのは、その一か月後である。

（4）武漢軍人オリンピック：〝イベント201〟とまったく同時期、武漢で〝ミリタリー・ワールド・ゲームズ〟が開催されている。アメリカからも三〇〇人のチームが参加。新型コロナの感染者出現は、その二週間後だ。あまりに符合しすぎている。

消息筋は、この〝軍人オリンピック〟に同行した民間軍事会社〝ブラックプール〟が、密かにウイルスを撒いた……と見ている。中国側の発表によれば感染者は四か所で同時に発生している。軍事訓練された関係者の関与が疑われる。

武漢は中国経済の中枢。中国側がみずからを攻撃するはずはない。

(5) 米企業CEO大量退職：新型コロナパンデミック直前に、米大企業CEOが次々に退陣している。その数も史上最高。二〇〇八年のリーマンショックを上回る。

「まるでコロナ恐慌を見越したかのようだ」と、不審の声があがっている。

(6) 自社株大量売り：二〇一九年末から、アメリカの多くの企業関係者が自社株を大量に売りさばいている。まるで彼らは、コロナ不況による世界の株大暴落を見越していたかのようだ。世界の大企業トップは、パンデミックを事前に知っていた、と疑われている。

(7) SARS×HIVウイルス：新型コロナウイルスは、SARSウイルスとHIVウイルスを遺伝子組み換えした人工ウイルスと指摘されている。SARSはハシカとおたふく風邪ウイルスを合成。HIVは、狂羊病ウイルスとヒト白血病ウイルスの掛け合わせだ。

よって、〝COVID-19〟＝（ハシカ＋おたふく風邪）＋（狂羊病＋白血病）の〝方程式〟が成立する。

(8) 武漢研究所に米秘密資金：米国立アレルギー研究所ファウチ所長が武漢ウイルス研究所に、大量秘密資金を提供していた事実が露見した。つまり、アメリカのディープステートは武漢研究所の一部協力者に、新型コロナウイルスを〝作成〟させていた！

（9）ワクチンを事前に製造！：「衝撃！　モデルナ・ワクチンは、新型コロナ蔓延の正式発表前には製造されていた⁉　機密文書が流出。やはり人工ウイルスか？」（サイト「ＴＯＣＡＮＡ」）

二〇一九年一二月一二日、中国での集団感染が報告される前に、モデルナ社はＮＩＡＩＤ（米国国立アレルギー感染症研究所）と共同所有しているｍＲＮＡワクチン候補を、ノースカロライナ大学に送付していたのだ。露見した秘密保持契約書には、関係者三名の署名も。モデルナ社はライアン副社長がサインしている。

新型コロナウイルス流行をＷＨＯが公式発表したのは二〇二〇年一月。そして、中国研究者がウイルスの遺伝子情報を公開してからわずか二日後の一三日に、新型コロナウイルスワクチンの設計は完了していた⁉

これら一連のモデルナ社の動きは、〝事前情報〟を得ていなければ絶対に不可能。

つまり、すべては仕組まれ、準備されていた……。

――以上。〝ＣＯＶＩＤ‐19〟が自然発生ではなく、長期計画にもとづき作成された合成ウイルスであることは、論をまたない。

このシナリオは、恐らく二〇年以上前から入念に計画されてきたものだろう。

バスに轢《ひ》かれて死んでも〝コロナ死〟とは……！

●死亡率〇・一％以下に焦る

しかし、その割に〝ＣＯＶＩＤ－19〟の毒性は、〝やつら〟の期待外れだった。

流行当初の致死率をみると〇・一％以下だ。

もっともよく研究されている韓国、アイスランド、ドイツ、デンマーク、中国武漢、日本でも軒並み〇・一％以下……。少し高めのオランダで〇・一六％。これらは、通常のインフルエンザよりも致死率は低い。さらに、多くの国で死亡年齢の平均が八〇歳以上だった。

また、コロナ死と報告された死者数を合計して足しても、通常の死亡者に変化はなかった。

たとえば、通常の死亡者数を見ると、アメリカ一日約八〇〇〇人、ドイツ二六〇〇人、イタリア一八〇〇人……。これら死者数は、〝ＣＯＶＩＤ－19〟の流行後も変化はなかった。

つまり、コロナパンデミックは、当初からでっち上げであることがモロばれだ。

これには〝やつら〟も焦った。

連中の狙いは、世界人類のコロナへの恐怖を煽り、その後のワクチンに殺到させることだ。

なのに、肝心の〝ＣＯＶＩＤ－19〟の致死率がインフルエンザより弱い……とは！

●苦し紛れ〝死ぬ死ぬ〟詐欺

そこで〝闇の勢力〟が苦し紛れにひねりだしたのが、コロナ〝死ぬ死ぬ〟詐欺だ。

後述のPCR検査が〝陽性〟なら、どんな死に方をしてもコロナ死にカウントする。

だから、〝陽性者〟がバスで轢かれて死んでも〝コロナ死〟という、ウソのような笑い話もじっさいに報道されている。

さらにひねくり出した〝裏技〟が、他の病気の死者の付け替えだ。

世界で、毎年流行するインフルエンザで約七〇万人が死んでいる。

さらに、肺炎死者は約四〇〇万人にも上る。

これら死者を引っ張ってきて〝コロナ死〟とする。

なんとしてでも、コロナの死者数を膨《ふく》らませて、人類を恐怖に追い込まなければならない。

だから、アメリカでは奇妙な現象が起きた。肺炎死者数が二〇一九年から二〇年にかけて、不自然に減少したのだ（図0‐3）。

日本でも喜劇的な事実がばれた。

まず、厚労省は二〇二〇年六月一八日、「PCR〝陽性者〟で亡くなったら〝厳密な死因〟は問わずコロナ死として報告する」ように、全国都道府県に通知している。

それは、アメリカCDC（米疾病予防管理センター）も、まったく同じ。まさに、両国政府がDSにハイジャックされている証しだ。

■アメリカは肺炎死者をコロナ死にでっちあげ

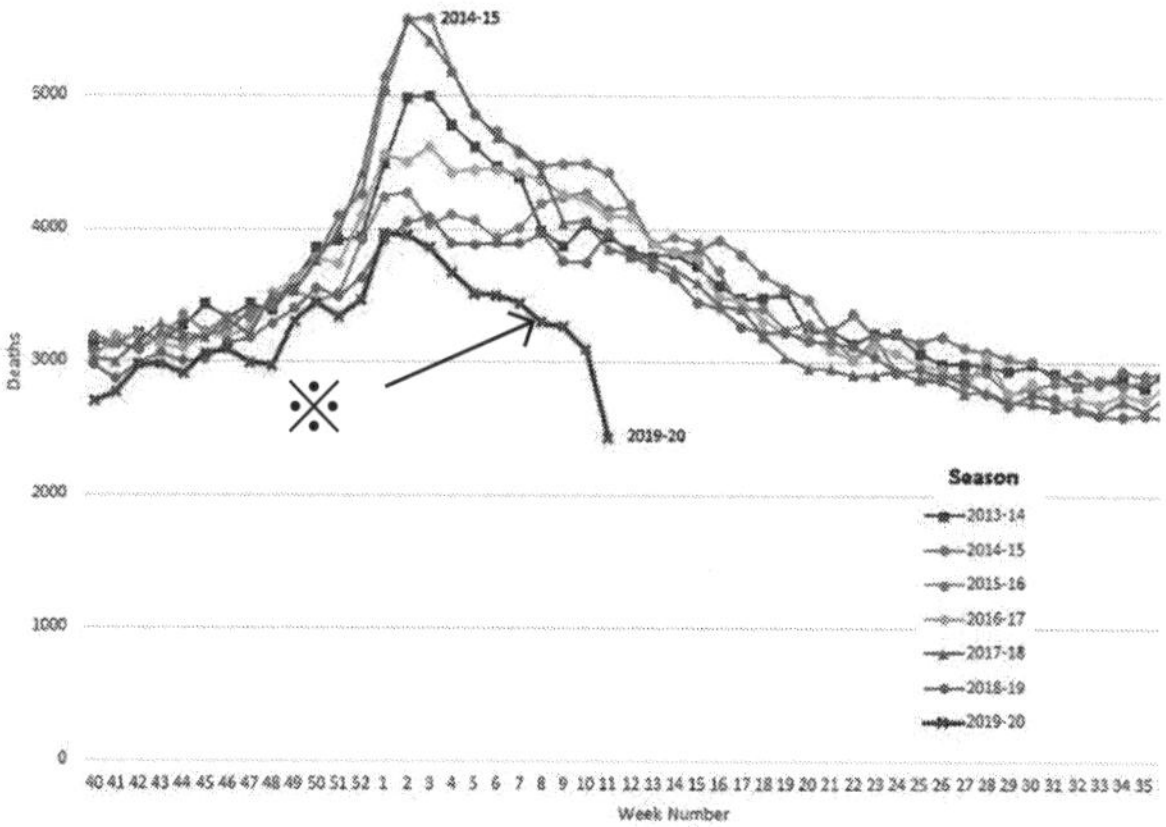

図０−３　アメリカにおける肺炎死者数の週ごとの推移
出典：https://www.cdc.gov/

●コロナ死CDC六％、イタリア一二％

最後の喜劇は、米CDCの〝コロナ死〟訂正だ。

〝死ぬ死ぬ〟詐欺のあまりのひどさに国民の非難が殺到。CDCは水増しを認め、「正確な」コロナ死者数は、それまで発表数値の六％であるとホームページで謝罪、訂正している。

同様にイタリア政府も、コロナ死水増しを認め、発表数値の一二％に訂正している。

この数値ですら、まだまだ水増ししている（拙著『コロナとワクチン』共栄書房、参照）。

しかし、世界のメディアは、このCDCやイタリアの訂正を一切報道しない。

悪魔に魂を売ったメディアは、ここまで腐りきっているのだ。

そのペテン報道を日本の国民の九割以上は

信じ、おびえている。

そして、連日ワクチンに殺到している。

まさに、〝闇の勢力〟の思うツボ。やつらは、ほくそ笑んでいる。

ＰＣＲ検査も空前絶後の詐欺だった

●感染者ねつ造〝洗脳〟装置

「本日も東京で、新たな新型コロナ〝感染者〟が×××人発生……」

連日このようなニュースが、テレビ、新聞であきもせず流されている。

「世界の〝感染者〟が急増しています」と危機を煽る。

この〝感染者〟なるものは、どうやって判定したのか？

それは、すべてＰＣＲ検査で〝陽性〟と出た人を、〝感染者〟としてカウントしているのだ。

しかし――。

コロナ〝感染者〟と判定するＰＣＲ検査なるものが、空前絶後のペテンなのだ。

そもそも、ＰＣＲ発明者であるキャリー・マリス博士本人が「診断・治療に絶対用いてはいけない」と言い続けていた。

マリス博士は、一九九三年、ＰＣＲ発明の功労を称えられノーベル賞（化学賞）を受賞して

■ＰＣＲ検査発明者が「診断に使うな」

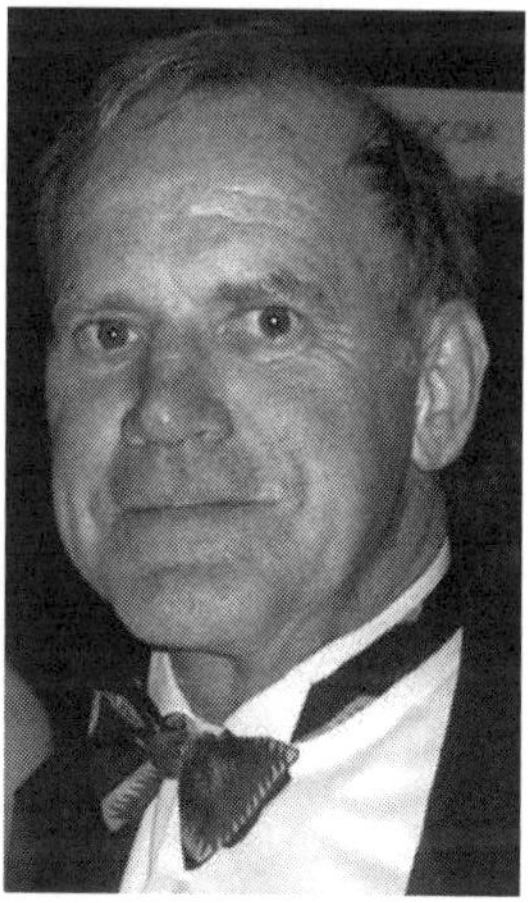

写真０－４　キャリー・マリス博士

いる。

以来、一貫して「ＰＣＲを検査に使用してはならない」と言い続けてきた。

その理由は「ウイルス研究の手法であり、検診に用いると誤診率が高い」。

そして……二〇一九年八月七日、博士は自宅で死体で発見されている。

死因は〝肺炎〟と発表されたが、誰も信じない。コロナ偽パンデミックをたくらむ〝やつら〟が、口封じに暗殺した……と、みられている。

この壮大な陰謀計画を仕掛けるイルミナティにとって、清廉潔白なマリス博士の存在は最大の邪魔者だった。

なにしろコロナ詐欺の後には、数兆円ものワクチン利権と、大量の人口削減が控えている。

悪魔勢力が暗殺にゴーサインを出したのは、まちがいないだろう。

●山羊の乳、パパイアでも〝陽性〟

——以下、ＰＣＲ検査の喜劇チックなペテンだ。

①水でも、コカコーラでも〝陽性〟と出る。（マイケル・イードン博士、前出）

■ PCR検査“陽性用”“陰性用”綿棒が！

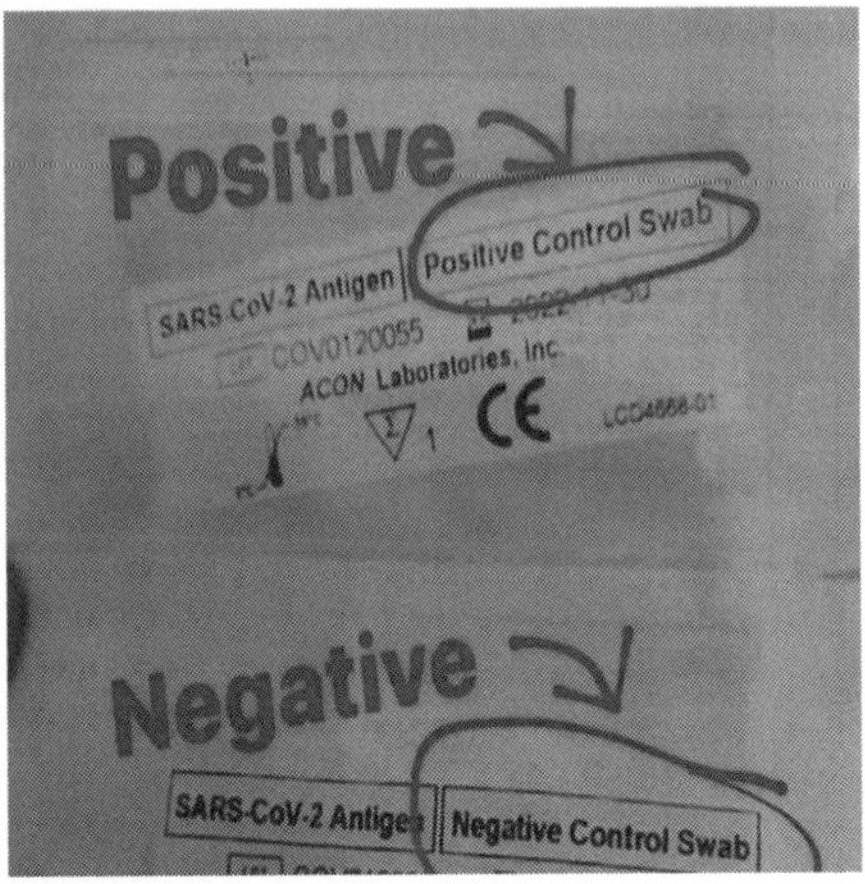

写真0－5　勤務中の看護師が密かに撮った写真。「陽性用」と「陰性用」の綿棒

②山羊の乳、パパイアの汁、自動車オイルでも〝陽性〟だった。（タンザニア大統領）

③検査綿棒は微生物や人間細胞まみれ。多くが偽陽性になる。（A・カウフマン医師）

④ヒトのDNA配列にも〝陽性〟と出る。だから、誤診率一〇〇％。（同医師）

⑤キット綿棒に「陽性用」「陰性用」二種があった。（看護師内部告発、**写真0－5**）

⑥約二万種の通常コロナウイルスにも〝陽性〟反応。（米国屈指のウイルス学者）

⑦インフルA・B型など七種ウイルスにも〝陽性〟と出る。（市販キット注意書）

⑧PCR増幅回数少ないと〝陰性〟、多いと〝陽性〟と操作可能。（高橋徳博士）

⑨「PCR検査〝陽性〟は、新型コロナ感染を証明しない」（厚労省国会答弁）

⑩第一波、二波、三波はPCR検査を増やしただけの〝演出〟だ。（高橋徳博士）

⑪PCR一日四回受け、二回〝陽性〟、二回〝陰性〟。ペテンだ。（イーロン・マスク）

以上、あげていればキリがない。

●タンザニア大統領の変死

なお、②山羊の乳、パパイアなどでもＰＣＲ検査〝陽性〟と出る……と発表し、国際的に笑いと注目を集めたタンザニアのジョン・マグフリ大統領は、二〇二一年三月一七日、突然、不審死している。享年六一歳。

「……彼は、ＰＣＲ検査の嘘をあばき、マスクの無意味さを主張し、ロックダウンを押し付けようとする近隣諸国を批判し、メディアのいわゆる『コロナ感染者数』のカウントを早くも二〇二〇年五月には中止し、さらに、コロナワクチンの導入拒否……。コロナ騒動を煽りたい一部の人々にとってこの大統領ほど不都合な存在はなかった」（中村篤史医師）

……そこで〝かれら〟は動いた。

『ガーディアン紙』（２０２１／２／３）には、次のような記事が出た。

「タンザニアの反ワクチン大統領を黙らせる時が来た」

署名記事の主は「ビル＆メリンダ・ゲイツ財団」。

こうして、勇気ある大統領は永遠に口を封じられた……。

「……圧力に屈しない政治家は、すぐさま殺す。こんな事例は、枚挙にいとまがない。『ブルンジ、ＷＨＯを国内から追放。コロナ禍で大統領選挙実施へ』。東アフリカ、ブルンジのピエール・ンクルンジザ大統領も毒牙にかかった。国連にたてつくと〝かれら〟の怒りを買うことになる。『ブルンジ大統領、五五歳で死亡。政府は心臓発作による突然死と説明』。気概のある政治家は、本当に死ぬことになる」（同医師『コロナワクチンの恐ろしさ』成甲書房）

打ったら後戻りできない。やるか？　死ぬか？

●遺伝子組み換え生物になる

コロナウイルス、ＰＣＲ検査……最後に来るのが本書のテーマ、コロナワクチンだ。

まず、はっきりさせておきたい。拙著『コロナとワクチン』（前出）で強調したように、「正体はワクチンではない。人体に遺伝子を注射する史上空前の人体実験」なのだ。

それは、別名〝遺伝子ワクチン〟と呼ばれる。

分類すればｍＲＮＡワクチンとかＤＮＡワクチンなどに分けられる。

しかし、本質は、ワクチンではなく、人間の遺伝子操作を目的としている。

そして、それは「ただの一度もヒトに使われたことはない」。

自ら素顔をさらして告発するのは、キャリー・マディ医師。

「……かれらは、誰ひとり使ったことのないモノを、私たち（人類）全員に注射しようとしている。ワクチン臨床試験をわたしの人生でみたことがないほど、予想外に加速しています」

■「打ったら後もどりできない」

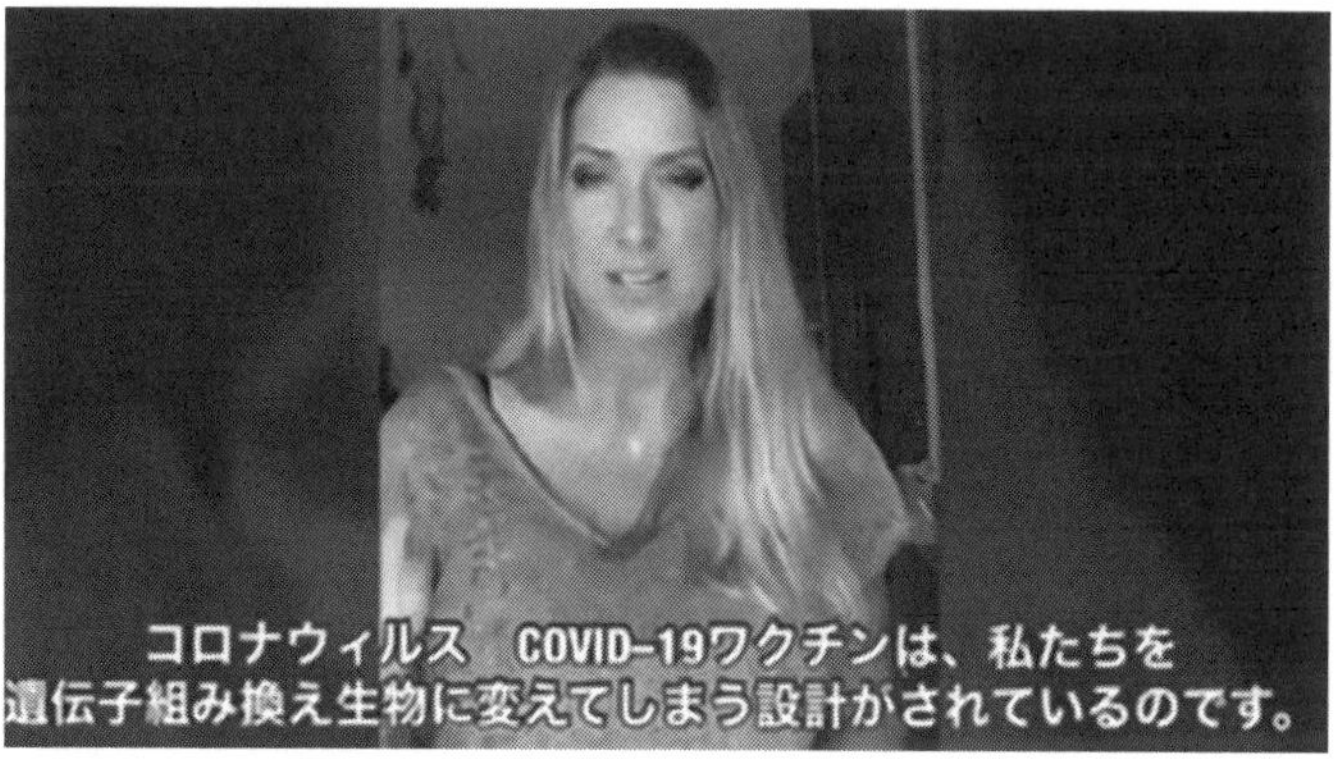
コロナウィルス　COVID-19ワクチンは、私たちを
遺伝子組み換え生物に変えてしまう設計がされているのです。

写真０－６　キャリー・マディ医師

「……組み換えRNA、組み換えDNA技術は、人の体に永続的な未知の遺伝子的変化を引き起こすでしょう。一度、DNAが変化してしまったら、その人は永遠に、一生、その変化とともに生きていくことになるのです。残りの人生において、かれらが〝誰〟であるのか、誰にもわかりません。後戻りはできないのです。『ワクチンを打ったけど効かなかった』『もう二度とやらない』では済まないのです。やるか？　死ぬか？　という問題です」

●生命力を鍛え前向きに

遺伝子ワクチンなるシロモノは、「やってみなければわからない！」。まさに、バクチ同然の危ない注射なのだ。

そして――。いま、何が起こるかが判った。

――**打てば、全員二年以内に死ぬ**――

複数の科学者たちが、同じ警鐘を乱打している。

わたしは、打った人が全員死ぬ……とは思わない。思いたくない。

「二〜三年で死ぬ」という根拠は、動物実験で〝全滅〟した動物たちの寿命を人間に換算したものだろう。

ネコやネズミなど実験動物たちは、暗い飼育箱で飼われ、固形飼料で育てられている。もともと、免疫力など生命力は弱い動物たちだ。

だから、動物実験の結果をそのまま人間に当てはめるのは、無理がある。

本書は、ワクチンを打ったひとにも手にとっていただきたい。

人間の体には体内に入った〝異物〟を無毒化したり、体外に出そうとするはたらきがある。

免疫力と解毒力と排泄力だ。

この三つの生命力を強くすれば、生き残れると確信する。

そのためのノウハウも、本書巻末で記した。

コロナワクチンとの出会いを奇貨としてほしい。

これまでのライフスタイルを見直しましょう。

大自然があなたに与えてくれた力を実感し、その力を鍛《きた》えることを実践しましょう。

あなたのからだの中に宿る力を……信じてください……！

第1章　「二年以内に死ぬ！」声を上げる医師たち

――命をかけた告発が人類の未来を救う

「わが人生、存分に生きた。恐れるものはない」

●エイズを発見、世界の称賛

「……希望はない。コロナワクチンを打てば全員二年以内に死ぬ。治療法もない。われわれにできるのは、大量死に備えて火葬場の準備をすることだ」

驚愕証言を行ったリュック・モンタニエ博士。彼は世界的に有名な学者だ。

フランス生まれ、八八歳。彼の名声は、エイズウイルスの発見により決定的となった。

一九八三年。当時、世界を恐怖のどん底に陥れていたＨＩＶ（エイズ）ウイルスを発見、その遺伝子配列（ゲノム）を解析し、一躍時の人となる。賛辞は世界中から寄せられた。

二〇〇八年、この功績でノーベル賞（医学・生理学）を受賞する。

それ以前から、彼には全世界から様々な、数えきれない医学賞が贈呈されていた。

それらは各国の最高位の賞ばかりだった。日本からも科学技術者に贈られる「日本国際賞」が授与されている。授与式には天皇皇后両陛下や三権の長も出席する最高峰の賞だ。

エイズウイルス流行期に名を馳せた彼は、コロナ禍でも衝撃発言で世界中の注目を集めた。

「……新型コロナウイルスは、武漢の研究所で人為的に作られた人工ウイルスだ」

無名の研究者の発言ではない。かつて、栄光と称賛に包まれた有名なウイルス学者の発言だ。それだけに衝撃も大きかった。

●エイズ遺伝子の組み込み発見

そして、博士の続く発言は世界を驚愕させた。

「……〝SARS-CoV-2〟にエイズDNAが組み込まれている」

それら、遺伝子操作（GM）は武漢研究所で行われた、と断定している。

「……武漢研究所は二〇〇〇年初頭からコロナウイルス研究に注力してきた。新型コロナウイルス〝SARS-CoV-2〟のシークエンス（配列）の分析を行っているのは、わたしだけではない。同僚のバイオ数学者ジャン・クロード・ペレスもそうだ」

そこで、エイズ遺伝子の挿入を発見した。

「……その前にインドの研究グループが同じ発見をしていた。見て驚いた。〝SARS-CoV-2〟ゲノム配列に、別ウイルス（エイズ）の配列が挿入されていたのだ」（モンタニエ博士）

SARSウイルス+HIVウイルスで合体か？

●合成ウイルス生物兵器説

ペレス博士は、コロナのゲノム配列へのHIV遺伝子の組み込み操作を、時計職人の技に例えている。

「……コロナウイルスへのHIV遺伝子組み込みは、時計職人のような精密な技が必要だ。自然界ではありえない」

モンタニエ博士がいうインドの研究チームとは、デリー大学を指す。

「……DNA配列に四か所エイズウイルスが組み込まれている。それは自然界では起こり得ない」（デリー大学）

同じ発表があいつぐ。

「……新型コロナウイルスは、人工的かつ危険な生物兵器に他ならない」（米生物兵器禁止法の起草者フランシス・ボイル博士）

「……人工的に製造された新型コロナウイルスは、アメリカによる中国に対する生物戦争だ」（マレーシア首相補佐官マティアス・チャン氏）

「……武漢新型肺炎は、四たんぱく質が（遺伝子）交換された人工ウイルスだ。中国人を正確に狙い撃ちできるよう作られている。米国による〝生物戦争〟の匂いがする」（邱崇畏氏、中国共産党軍事サイト『西陸網』）

「……新型コロナは人工的に二種のウイルスを合体したキメラ（人工生物）の可能性が濃厚だ」（A・アサニン博士、進化生物学）

「……世界の専門家では人工ウイルスという意見が多い。一つの説として、SARSに手を加えたのではないか？」（杜祖健・米コロラド州立大名誉教授）

この教授の論考は示唆に富む。SARSもコロナウイルスの一種だからだ。

「……ウイルス学者の薫宇紅氏は、新型コロナウイルスは人工的産物だと断言した」（中国・新唐人テレビ『熱点互動』）

●自然界では起こり得ない

――以上のように、〝SARS-CoV-2〟が人工ウイルス（生物兵器）であることは論をまたない。

モンタニエ博士のコメント。

「……それは、自然に合成されたものではない。おおもとはコウモリのコロナウイルスだ。だから、それを遺伝子組み換えで作りだしたのだ。『海鮮市場から漏れた』というのは〝美しい伝説〟だ。その可能性はない」

フランス人らしいエスプリすら感じさせる。

「……もっとも合理的な仮説は、だれかがエイズ（HIV）のワクチンを作りたかった。そのためにコロナウイルスを用いた。そう見なせる。これは〝陰謀論〟ではない。ウイルスは、武漢研究所から〝逃げた〟のだろう。中国政府が知っていたなら責任はある。しかし、中国は大きい。まちがいもある」（同）

ワクチンが強毒コロナ変異株を出現させた！

●〝英国株〟〝インド株〟の正体

モンタニエ博士の三番目の功績――。

それは、「コロナワクチン接種が、ぎゃくに致死性の強い〝変異株〟を生み出している」という発見だ。

『BonaFidr』（2021／5／26）の記事より。

見出しは「ノーベル賞学者リュック・モンタニエ博士は警鐘！　ワクチンはさらに致死性の高い〝変異株〟の発生を助長する――疫学者たちは『ADE（抗体依存性感染増強）』について語らない」

ここでいう〝変異株〟とは、世界で〝インド株〟〝デルタ株〟などと呼ばれている、突然出現した強毒コロナウイルスのことだ。

それを、メディアはコロナパンデミックの第三波、第四波……の襲来と煽っている。

しかし、ここで元ファイザー社副社長イードン博士の証言を思い出してほしい。

「……感染症の歴史において、第二波、三波……などが存在したことは一度もない」

なのに世界中の政府は、「第二波が来た、三波が来た！」と恐怖を煽っている。

そして、ワクチン接種を強制する。

しかし、なんという皮肉だろう。英国やインドなどで恐怖を呼んでいる第二波、第三波の元凶となっている〝変異株〟は、ワクチン接種から生まれた……というのだ。

これは、まさに火事を消そうとしてガソリンを注いでいるようなもの。

火に油を注いで、〝燃え上がった！〟とパニックになっているのだ。

●生物兵器説に大反発

——以下、『BonaFidr』の要約。


……フランスのウイルス学者モンタニエ博士は主張する。

「ウイルスが突然変異して〝変異型〟が生まれる。それは理解されている。しかし、変異型を生み出しているのはワクチン接種なのだ」

博士はインタビューで爆弾発言をした。それは左翼体制派に、大ダメージを与える。

昨年（二〇二〇年）四月、モンタニエ博士は「コロナウイルスが実験室で作られた」という強力な証拠を提示した。そのとき、彼の発言は左翼体制派をおおいに怒らせた。彼らは博士への誹謗中傷を強めた。しかし、現在、著名学者たちがさらなる調査を進めている。そのため、メディアはコロナウイルス起源について、以前の報道を撤回し始めている。

●コロナも生き残るため変異

（記事続き）モンタニエ博士は、コロナワクチン政策について「受け入れがたい誤り」と切って捨てる。人類大衆への大規模ワクチン接種は「医療ミスであり、科学ミスである」。

「……これは耐え難い過《あやま》ちです。歴史の本が、いずれ明らかにするでしょう。理由は、〝変異株〟を生み出しているのはワクチン接種そのものだからです」（同博士）

そのメカニズムは次のとおり。「このワクチン接種により〝抗体〟が作られ」、体内のコロナウイルスはその〝抗体〟の攻撃を受け、「別の解決策を見つける」か、さもなくば「〝死〟を迫られる」と博士は説明する。「そこでウイルスが生き残るため生まれるのが〝変異株〟なのです」「〝変異株〟こそが『ワクチン接種の結果』であり『生み出されるもの』なのです」（同博士）

●接種後に〝コロナ〟感染激増

モンタニエ教授は、ADE（抗体依存性感染増強）と呼ばれるこの現象について、疫学者は知っていながら「沈黙」している、と語る。

ADEについてメディアは、同教授が表明する懸念を否定する。『Medpage Today』は三月にこう報道している。

「科学者たちは、新型コロナワクチンでADEはほとんど問題にならないと言う」

しかし、モンタニエ博士は指摘する。

「……ワクチン接種件数の曲線の後を、死者数の曲線が追っている。この傾向が各国で起きている」

ノーベル賞受賞者である博士の指摘は、多くの医師が欧州医薬品庁（EMA）に宛てた『公開書簡』でも触れられている。

そこで明らかにされた情報でも、その重要性が強調されている。

『公開書簡』によれば「介護施設で入居者にワクチン接種したら、数日以内に〝COVID-19〟感染に襲われた。こういう報道が世界中で数多くなされている」（これは、ワクチン接種が引き金で、新たなコロナ〝変異株〟が生まれたのだ）

フランスのウイルス学者クリスティーヌ・ルジウ氏も声明を発表する。

「……新たな感染者増加は、モンペリエ、サルテ……などの介護施設で、ワクチン接種を受けた患者たちの間で発生している」

　モンタニエ博士も次のように述べている。

「……ワクチン接種を受けた後、〝コロナウイルス〟に感染した人を対象に、独自の実験を行っています。彼らがその体内で、このワクチンに耐性のある〝変異株〟を作っていることを明らかにしてみせます」

ワクチンを打つほど感染爆発の悲喜劇

●接種→感染→死亡ピーク

　以下――インタビュー動画より（翻訳：Heha、Miss Piggy）。
――WHO発表の曲線を見ると、一月にワクチン接種が始まってから、新規感染を示す曲線が爆発的に増加し、死亡者数も増加しています。とくに若い人の間で急増しているのです。
モンタニエ博士：はい。血栓症などで亡くなっています。
――集団ワクチン接種を、どうとらえていますか？　効果があって費用がかからない治療法と比較して、大規模なワクチン接種をどう見ますか？
モンタニエ博士：非常に大きな誤りです。そうでしょう？　科学的、医学的な誤りです。受け入れがたい。〝変異型〟を生み出すのはワクチンですよ。

――パンデミック中に私たちはワクチン接種を行うべきですか？

モンタニエ博士：それは考えられない。〝かれら〟は沈黙している。多くの人がこのことを知っている。疫学者も知っている。変異型コロナウイルスの感染力をより強くするのは、そのウイルスによって作り出された〝抗体〟なのです。ＡＤＥ（抗体依存性感染増強）と呼ぶものです。〝抗体〟が特定の感染症にとって有利に働くのです。

ワクチン接種を起因とする〝抗体〟を媒介としたプロセスによって、新しい変異型がつくられることは明らかです。

「子どもはワクチンで死ぬ確率五〇倍！」（イードン博士）

●政府は嘘をついている……

ファイザー社元副社長のマイケル・イードン博士は、ＳＮＳ動画で語りかける。

「……コロナワクチンを打つと二年以内、遅くとも三年で死亡します」。画面の顔には、悲壮感がただよっている。

「……わたしは職を失っただけでなく、何十年来の友人もだれも連絡してこなくなりました。だから、わたしがしていることは誠実です。世界各国の政府、皆さんの政府は、同様に嘘をついています。皆さんが安易に信じるよう仕向けているのです。皆さんはプロパガンダや嘘のターゲットになっています」

「……それは何年にもわたって、非常に巧妙に計画されてきた扇動、つまり人々をだましてきたのです」

「……だまされてきたんです。無症状感染、マスク着用にロックダウン、しまいには感染力の強い変異種……けっして信じてはだめです。政府トップやファイザーの人間が、あなたたちのためにやっているなんて。人々の利益など、考えていませんよ！　経済を破壊し、社会を分断し、心理戦によって人々を精神的に追いつめ、抑圧し、痛めつけたのです」

博士の動画がネットで拡散している。あなたも広げてほしい。

「……期待するかもしれませんね。一生ものでもない〝ワクチン・パスポート〟で正常な生活にもどれるのでは？　と。真実を明かし、正直になることです。われわれは、恐ろしいウイルスに攻撃されているのではない。異常なまでにわれわれを攻撃しているのは、政治を乗っ取った連中です。今が最後のチャンスです。私は懸念しています。〝ワクチン・パスポート〟が世界で広まってしまうと、手遅れになるからです。わたしは必ずや阻止します。本気ですよ。今がターニング・ポイントなんです」（「Pandemic Procast」）

●〝スパイクたんぱく〟で血栓

イードン博士は二〇二一年六月九日、トランプ元大統領の側近だったスティーブ・バノン氏のネット番組に出演した。

バノン：米国では青年期、就学年齢、それ以下の子どもたちにワクチン接種を進めています。どう思いますか？

イードン博士：〝COVID-19〟ワクチンは〝安全〟ではありません。

非常にかんたんな話をしましょう。「〝安全〟ではない」という理由は、遺伝子ベースの設計で、あなたの体がコロナウイルスの〝スパイクたんぱく〟を製造してしまうからです。わたしたちは何年も前から、ウイルスの〝スパイクたんぱく〟が血栓を引き起こすことを知っています。文献もあります。否定できる人はだれもいません。

●欧州医薬品庁（EMA）に提訴

イードン博士：ヴォダーグ医師とわたしは、この事実を指摘する「書簡」を昨年一二月、EMAに送りました。この血栓が根本的な問題です。副反応の七五%が「塞栓《そくせん》」症状です。つまり、血栓と出血です。〝ワクチンの設計〟と〝スパイクたんぱくの特性〟〝深刻な副反応〟とは、完全に一致します。

バノン：若者たちは〝COVID-19〟に感染しやすくありません。たとえウイルスに感染しても、通常は発症しない。若者は危険にさらされていない。なのに、ウイルスよりも五〇倍も致死率の高いものを接種させる！　クレイジーだ。

●ワクチンは不正承認された

イードン博士がファイザーを退社したのは一〇年前という。

「……現在のファイザー社は、わたしの知るかつてのファイザーではない」

「新型コロナワクチンは不正に承認されたのです」

彼は、バノン氏の番組で明快に言い切っている。

イードン博士：わたしは安全な医薬品の賛成派です。新型コロナワクチンにたいして、わたしが抱いている最大の不満が深刻な「安全性」の懸念です。

バノン：なるほど……。

イードン博士：これらワクチンについて三つのポイントを指摘します。

（1）正直にいってワクチンは不要です。なぜ不要か？　少なくとも四、五種類の「安全」で「有効」な〝治療薬〟が存在するからです。これらの存在は、公衆の目から隠蔽されています。

（2）このワクチンは十分に効果があるかすら、明らかにされていない。〝治験〟は非常に奇妙な方法で行われています。「ＰＣＲ陽性反応」という方法です。ほとんどの人は、深刻な病気や死亡にたいして、ワクチンが効果があり安全だと思っています。しかし、「効果」「安全」

は、〝治験〟では測定されていない。

（3）ワクチンは十分に試験されていない。緊急使用として承認された。これは詐欺です。もし安全でも効果的でもない医薬品なら、使用許可を出してはいけない。

まだ約一年半は、臨床試験段階を経る必要があります。通常、その間に「安全性」や「有効性」の情報を収集します。

わたしたちには、それらデータがない。

そういう状態で、一〇億人にワクチン接種を行っているのです！

コロナに関する「物語」はすべて「嘘」

●〝治療薬〟効果の論文に圧力

イードン博士：ピーター・マカロ博士はこう言っています。「死ぬまぎわでないかぎり、コロナで亡くなる人は、ほぼ皆無だ」（筆者：新型コロナによる死亡平均年齢は八二歳！）

なぜ、コロナの〝治療薬〟が抑圧されているのか？　わたしには判りません。

おそらく、詐欺行為の一部なのです。

このウイルスに関する「物語」は、すべて「嘘」です。人々を恐怖に陥れるよう〝設計〟されている。〝治療薬〟の情報を隠すことは、〝かれら〟にとって二つの利点があります。

①人々にワクチン接種を積極的に受けたい気持ちにさせる。
②〝治療薬〟がない状況でないとワクチンを推進できない。

〝治療薬〟がなければ、ワクチンは前倒しで利用可能にできます。おそらく、これが最大理由でしょう。

バノン：昨年春、わたしたちはゲストを呼んで、三つの〝治療薬〟について語ってもらいました。ところが、投稿したツイッター・アカウントが削除された。ＳＮＳ企業が、こうした判断を行う根拠は何ですか？「これら〝治療薬〟はブードゥー教だ！　魔術だ！　危険だ！」という専門家がいます。

イードン博士：内科医の親しい友人がいます。英国のテス・ローリー医師です。彼女たちは、世界中の臨床情報について収集し、評価報告書を執筆し、イベルメクチンに非常に高い効果があることは明らかと報告しています。しかし、医学雑誌に執筆するとき、彼女の原稿に圧力がありました。みなさんは、医学雑誌は非の打ち所がないと思うでしょう。しかし、それらいくつかは、論文に圧力をかけ、掲載拒否した。通常なら掲載していたレベルの論文なのです……。

●腐敗堕落した〝聖職者〟たち

バノン：「高度な聖職者」たちが、なぜ、それほど腐敗しているのでしょうか？　あなたがおっしゃるそのようなレベルの人たちですら、抑圧されているのですよね。彼らにどんな外圧がかかっているのですか？　どのような勢力が、〝神殿〟に乗り込んでいるのですか？

イードン博士：科学雑誌には、外部から多額資金が入っています。じっさい、外部利権（組織）に買収され、それが明らかなものもあります。（利益）業界の外にいるほとんどの科学者たちは……たとえば大学に所属しているなら……〝かれら〟から研究資金を〝盗む〟か、〝懇願〟するか、〝借金〟するしかありません。研究資金も、この制度への圧力の一部です。科学的評価（査読）とは、こうした圧力を取り除いて、初めて機能します。

しかし、（査読する）彼らにも多くの圧力がかかっている。

――イードン博士をはじめ、製薬業界の多くの研究者たちが、「新型コロナワクチンは危険だ、接種するな」と声を上げ始めている。現場にいるだけに、その恐怖を切実に感じている。ワクチン開発の世界的権威ですら、「コロナワクチンは人類の破滅をもたらす！」と警告しているのだ。

イードン博士もＥＵ（欧州連合）に「新型コロナワクチンは『無期限の不妊症』を引き起こす」と、治験の即時停止を要請している。

ワクチン接種後死亡に関する初の解剖結果がある。

「ウイルスＲＮＡが、全臓器から検出された」という。それは、ワクチンにより全臓器がダメージを受けたことを示している。

「ワクチンで人類が大量死する！」（ボッシュ博士）

●WHO、欧米政府に要請

勇気ある研究者はモンタニエ、イードン両博士だけではない。

かつて、ビル・ゲイツの下でワクチン開発をしていたウイルス学者が、「このままでは、人類の大量死が起きる！」と決死の告発を行っている。

彼の名は、ギアート・バンデン・ボッシュ博士。

ビル・ゲイツの管理下を飛び出し、「コロナワクチン接種『緊急停止』を求める」書簡を、WHOと欧米各国政府の保健当局に送付している。

「……この殺人ワクチンと大量接種は巨大なモンスターを産んでしまう」（ボッシュ博士）

博士はワクチン専門家であり、かつては「ワクチンと予防接種を推進する世界同盟」（GAVIアライアンス）とビル＆メリンダ・ゲイツ財団で、研究者として活動していた。まさに、ワクチン開発の中枢で研究していた人物だ。

つまり、生え抜きのワクチン推進論者。それが、一転して古巣に反旗を翻《ひるがえ》した。

めざめたボッシュ博士は、WHO（世界保健機関）をはじめ、世界中のすべての当局、科学者、専門家たちに内部告発の書簡を書きまくっている。

●制御不能のモンスターを産む

このボッシュ博士の警告書面を受けて、イタリアで動きがあった。

イタリア国民の健康を目指す政治組織「イタリアアネル・キュオレ」は、ボッシュ書簡を、イタリア保健省スペランザ大臣に転送した。これは、首相に真実を伝えるためだ。

同組織はイタリア政府に「ボッシュ博士によって警告された事実の調査」を要請している。

ボッシュ博士は公開書面で、「〝COVID-19〟ワクチンは殺人的で、大量の人々への接種は、抑制不能のモンスターを生み出す」と警告している。

以下、その要約である。

……〝COVID-19〟パンデミックでの前例のない範囲への人間の介入は、いまや、比類のない世界的な大惨事を引き起こす危機にさらされています。

これは、どれだけ大声で主張しても、足りない。

集団ワクチンキャンペーンで接種するには、非常に不適切で、非常に危険です。

私の発言は、科学にだけもとづいています。

この苦しい気持ちで書いている書簡により、私は自分自身の評価と信頼すべてを危険にさらすかもしれません。それでも私は要請します。ぜひ、これに関する議論を始めてください。

非常に緊急を要します。

●世界的大惨事を引き起こす

ボッシュ博士：専門家や政治家たちは、沈黙を守っています。世界の指導者たちに助言している科学エリートたちも沈黙を選択しています。

……〝沈黙〟の理由はなにか？　それはパンデミックの真っただ中で大量ワクチンを接種すると、「止められないモンスター」が生まれるからです。

突然変異による変異株ウイルスは「感染力」を増します。だから、変異ウイルスが感染した人はさらに深刻な症状となるのです。その結果、上気道症状などの軽度の症状や、または症状がまったくない、という程度では済まなくなります。着実に、重篤な症状におちいる。そういう人が増加するのです。

無害なウイルスを〝大量破壊兵器〟に変える

●「自然免疫システム」破壊

ボッシュ博士：「自然免疫システム」を訓練しておくことで、私たちはだれでも、病原菌にかんたんに対応できます。だから、とくに若い年齢層の「自然免疫」抑制は、大問題となります。

高齢者の集団予防接種を例にとると、老年期に予防接種を受けているグループが大きいほど、「ウイルスは若い層をターゲットに」、病気を起こし続ける。つまり、高齢者へのウイルス感染をブロックした結果、より多くの変異体が感染源になり、それにともないワクチンの保護効果は低くなるのです。

ワクチン接種を受けた被験者と新型コロナ陽性のすべての人々は、〝COVID-19〟に対する「獲得免疫」と「自然免疫」の両方を失う。そのため、状況は悲惨です。変異株の感染性は、非常に高くなります。

●変異株がモンスターに変身

ボッシュ博士：「人間の免疫システム」は、私たちのもっとも貴重な防衛メカニズムです。それに完全に対抗してくる〝超感染性ウイルス〟。その脅威に遭遇したとき、すべてを悟るでしょう。

以上のすべてから、このパンデミックへの、大規模で誤った人為的介入の結果が「地球人口の多くを消滅させる」でしょう。

比較的無害なウイルスを〝大量破壊兵器〟に変えている。それが、まさに新型コロナワクチンなのです。

つまり、ウイルスはワクチンによって「免疫回避」する（筆者：ワクチン刺激によりウイルスが凶暴な〝変異株〟に変身する）。

以上——。ボッシュ博士の結論をまとめる。

新型コロナワクチン注射は、体内のふつうのコロナウイルスをぎゃくに変身させ、凶暴な〝大量破壊兵器〟に変えてしまう。

そのモンスターは、人類の「自然免疫」「獲得免疫」の二つの防御システムを破壊し、大量死させるだろう。

これはまさに、モンタニエ博士やイードン博士らの警告とピタリ一致する。

「実験動物は、すべて死んだ」（リー・メリット博士）

●狂った免疫系に〝殺される〟

リー・メリット博士（外科医、生物兵器研究者）の告発も衝撃的だ。

「……mRNAワクチンは、〝ワクチン〟ではない。動物実験で、mRNAワクチンをネコに注射後に、ウイルスがもういちど体内に入ると、ネコ自身の免疫システムにはそれがみつからない。まるで、〝トロイの木馬〟のようにはたらく。そして、すべての実験動物は、死んでしまった」

「……ワクチンそのものが原因で、すべての動物が死んだのではない。〝免疫増強〟と呼ばれた現象が原因だ。現在ではADE（抗体依存性感染増強）と呼ばれている」（メリット博士）

つまりは、自分の狂った免疫システムに〝殺される〟のだ。

●〝トロイの木馬〟で潜入する

メリット博士の解説。

「……RNAワクチン接種を受ける。ここまではよい。次に、これらのネコにコロナウイルスの一種SARSを感染させる。すると、(ネコの免疫システムは) そのウイルスを殺したり弱めたりはしない。ウイルスが、まるで〝トロイの木馬〟のように、ネコの体内に忍びこむ。それは、なんとネコ自身の免疫システムにはまったく〝見えない〟のだ。

そして、〝トロイの木馬〟はなんの前ぶれもなく増殖を開始する。そして、敗血症や心不全により、ネコを殺す。小動物フェレットを使った実験でも、同じことが起きた」

〝トロイの木馬〟理論は、いささかわかりにくい。

つまり、新型コロナmRNAワクチンを打つと、その攻撃が引き金となり変異型ウイルスが発生する。それは打たれた動物（人体）の免疫システムには引っかからない。たとえていえば、ステルス戦闘機に防衛線が突破され、侵入を許してしまうようなものだ。

免疫網をかいくぐった変異ウイルスは、体内で猛増殖し、宿主を敗血症や心不全などで〝殺す〟。

感染者の免疫システムを無能化する……。この点では、かつて大流行したエイズによく似ている。

「……はっきりさせておくが、これらウイルスに関して実験動物での成功例はない。むろん、人間で試したことはない。成功例の記録もない。FDA（米食品医薬品局）の承認確保の前に、このmRNAワクチンは配送センターへ出荷されてしまった。わたしはこんなことは、以前には見たことがない」（メリット博士）

「子どもにコロナワクチンは危険」（ロバート・マローン博士）

●mRNAワクチン発明者

ロバート・マローン博士こそ、mRNAワクチンを発明した張本人だ。

その発明者が「子どもに危険！　打たせるな」と警告している。

二〇二一年六月二三日、「FOXニュース」番組に出演。そこで爆弾発言を行った。

「……現在、アメリカ政府が子どもたちへ接種を推進しているmRNAワクチンは危険です」

彼もイードン博士らと同じように、ワクチン推進派から寝返った転向派だ。

だから、〝闇の勢力〟側から誹謗中傷の攻撃を受けている。

「……マローン博士がmRNAワクチンの危険性を訴えるポッドキャスト番組の動画は『〝COVID-19〟ワクチンの誤解を招く情報が含まれている』とユーチューブに削除された。その番組にゲスト・スピーカーとして招かれたマローン博士は語った。『〝ＣＯＶＩＤ−19〟ワクチンに使われている〝スパイクたんぱく〟には、健康リスクがある。そう主張する書簡を何か月も前、ＦＤＡ（米食品医薬品局）に提出しています』。しかし、ＦＤＡは『その〝スパイクたんぱく〟が生物学的に活性化しているリスクを示す十分な証拠にはならない』と判断した、という」（サイト「阿修羅」）

●接種で若者に心筋炎増加

「……しかし、マローン博士がこの『ＦＯＸニュース』番組に出演したのと同じ日、米ＣＤＣは、『コロナワクチン接種後、若者・成人にはまれな心臓炎症を起こすケースが増えている』と、現場医師たちが確認していることを認めた。ＣＤＣは〝ＣＯＶＩＤ−19〟ワクチンと若者・成人に発生している心臓炎について、『関連の可能性は高い』と語っている」（同）

心臓の炎症とは心筋炎などをさす。若年層には、きわめて珍しい疾患だ。

「……そして、今週、ＷＨＯも一度は『一六歳未満の子どもたちは、当面のあいだ新型コロナワクチンを打つべきではない』と公式アドバイスしていた。マローン博士は、この日出演した『ＦＯＸニュース』冒頭から、これらコロナワクチンがはらむリスクに警鐘を鳴らしている」

司会者：ユーチューブは、その動画を削除しました。マローン博士は地球上で、このテーマを語る最もふさわしい人物です。にもかかわらず、〝かれら〟はこのようなことをした。なぜか？博士は〝COVID-19〟ワクチンの基礎となるmRNAワクチン技術の開発に貢献した人物だからです。

……博士、コロナウイルスに対して大きなリスクを抱えていない若者たちに、これらワクチンを接種することに懸念をお持ちですか？

●若者へ接種はファウチの罪

マローン博士：ハイ、リスクがあることはわかっている。しかし、リスクを正確に評価できるデータや十分厳密に収集されたデータに、私たちがアクセスできない。そのため、あなたの番組の視聴者やあなた、そして私は、合理的判断に必要な情報を本当に持ち合わせていない。

司会者：大学に通う年齢の若年層は、コロナワクチンを接種すべきですか？

マローン博士：そのコホート（年齢群）では、おそらくベネフィット（利益）をリスク（危険）が上回ることはないだろう。しかし、残念ながら〝リスク・ベネフィット分析〟は行われていません。

司会者：血気盛んな時期の若年・成人が、ワクチン接種を強制されている理由は、ファウチ（コロナ対策総責任者）がそう言ったからですよ。

ＵＣＬＡとイェール大学のメディカル・スクールの二人の教授が発表したデータにもとづく

〝COVID‐19〟ワクチン「リスク評価」があります。それを六月二二日、『ウォール・ストリート・ジャーナル』が紹介しています。

それによると、小児、若年、成人、コロナ感染症から回復した人々など、特定の低リスク集団にとって、新型コロナワクチンのリスク（危険）は、ベネフィット（利益）を上回る。

「……mRNAワクチンの発明者さえ、コロナワクチンがはらむリスクについて警鐘を鳴らしている。その動画を容赦なく削除するユーチューブ。これは言論弾圧以外の何ものでもありません。科学論争を一切拒否して、問答無用で相手をだまらせる。これでは、ガリレオの受けた宗教裁判とおなじです」（サイト「阿修羅」）

「〝スパイクたんぱく〟は危険な『毒素』だ」（ブライドル博士）

●大きなまちがいを犯した

「……われわれは、大きなまちがいを犯した。今まで気づかなかった。恐ろしいことだ。〝スパイクたんぱく〟は、優れた標的抗原だと考えていた。しかし、それ自体が『毒素』であり、〝病原性たんぱく質〟であるとは知らなかった。（ワクチン注射で）意図せず、『毒素』を接種している」

この痛恨の告白はバイラム・ブライドル博士（米オンタリオ州ゲルフ大学ウイルス免疫学）。以下――。『LIFE SITE』（2021／5／31）の記事より（要約）。

「……予想に反して、〝スパイクたんぱく〟は血流にとどまる。恐ろしい研究が発表された。このたんぱく質は、血栓や心疾患、脳疾患につながる。また乳児や生殖も危険にさらす。〝COVID-19〟の〝スパイクたんぱく〟が血流に入る。そして、何千件も報告されている疾患を引き起こしている。その可能性を、カナダの研究者が先週発表した」

●肩の筋肉にとどまらない

「……ブライドル博士は、〝COVID〟ワクチン開発のために昨年（二〇二〇年）二三万ドルの政府補助金を受けた。さらに日本の規制当局からの生体内分布研究（動態調査）に関する情報提供も要請している。科学者が、接種後『mRNAワクチンがどこへいくのか？』を内々で見るのは、初めてだった。（注射部位の）肩の筋肉にとどまる……という予想は完全にまちがいで、当惑させる内容だった。ワクチン研究者は、『mRNAワクチンは、今までのワクチンと同じで、感染症や重篤な症状を引き起こす〝スパイクたんぱく〟の大半は、接種した肩の筋肉にとどまる』と思っていた」（サイト「阿修羅」）

こんな幼稚な考えで、研究者たちは開発していたのか！

「……しかし、日本のデータは、接種後、数日のうちに〝スパイクたんぱく〟は血管に入って、

脾臓や骨髄、肝臓、副腎……とりわけ卵巣に多く蓄積されることを示す」(同)

ブライドル博士の悔恨だ。

「……この時点で、われわれは〝スパイクたんぱく〟は病原性たんぱく質であり、『毒素』であることを知っていた(そして、日本の分布調査で全身拡散することを知った)。〝スパイクたんぱく〟が血液循環系に入り込まないと思っていたが、とんでもないまちがいだった。ワクチンにより、三角筋の細胞がこのたんぱく質をつくるという明確なエビデンスがある。ワクチン自体とたんぱく質が同時に血液循環系に入り込むのだ。〝スパイクたんぱく〟が血液循環系に入れば、(血栓などで)体にダメージを与えてしまう」

●スパイクが全身疾患を起こす

「……〝SARS-CoV-2〟スパイクたんぱくは、人間の細胞に悪影響をおよぼす。ワクチンメーカーは、特異なたんぱく質を選んだ。それが、接種した人の細胞たんぱく質を生成し、理論的には、たんぱく質にたいする免疫反応を引き起こし、影響を受けた細胞から守るはず……だった。しかし、多くの研究者によって判明したのは、血栓や出血など〝SARS-CoV-2〟のもっとも激しい症状は、ウイルス自体の〝スパイクたんぱく〟によるもの、ということだ」(『LIFE SITE』前出)

ここでも、コロナワクチン接種後の急死、激烈副反応などの元凶が、全身にめぐった〝スパイクたんぱく〟であることが判る。

モデルナ製ワクチンを接種した一三人の若い医療従事者のうち一一人の血漿から〝SARS－CoV－2〟たんぱく質が見つかった。〝スパイクたんぱく〟も検出されている。

これらが心血管に入り込めば、心筋炎、心筋梗塞……を引き起こす。これら悲劇は動物実験でも確認されている。

さらに、毒物〝スパイクたんぱく〟は脳に飛ぶ。頸部に「血液脳関門」（BBB）という〝関所〟があり、脳への有害物はここで排除される、はずだった。

しかし、〝スパイクたんぱく〟は関所をやすやすと通り抜け、脳を直撃する。

だから、顔面「ベル麻痺」など、さまざまな脳障害が全世界から報告されている。

「子どもに打てば犯罪です」（スチャリット・バクディ博士）

●免疫システムを爆発させる

スチャリット・バクディ博士は、感染症・疫病学の専門家。両親ともタイの外交官である。

二二年にわたりドイツのマインツ大学で主任教授として研究に従事してきた。

三〇〇以上の論文を執筆。この功績により数々の賞を授与されている。

『コロナパンデミックは真実か？』という本も執筆している。

彼女は世界に向けて、緊急アピールを発信している。とくに、次の訴えは重い。

「……もし、あなたの子どもにワクチン注射を打たせるなら、それは犯罪です」

――以下、「アピール文」より（要約）。

……この〝魔法の銃弾〟つまり注射（ワクチン）は、あなたの免疫システムを〝爆発〟させ、活動させ、ウイルスと戦うことになっています。われわれは深い憂慮を抱きました。この〝爆発〟が連鎖反応を起こし、あなたの血管の中に血栓形成を導くからです。血栓は、だれにも見えません。しかし、感じることはできます。脳に血栓ができれば、割れるような痛み、吐き気、おう吐、マヒなどに襲われます。

あまりに多くの症例を、あまりに多くの人が報告しています。

血栓をどうして見つけだすか？　研究室検査「D-ダイマー値」によって発見します（ダイマーとは、血栓の中のフィブリンという物質が溶解されたときに生じる物質の一つ。血液中の量を調べると、体内で血栓の塊が形成されているか、または形成された可能性の有無を推量できる）。

血液中のこの値が上昇すれば、血管の中で、血栓が発生していることを証明する。

さて――、多くのドイツ医師が、患者の血液中の「D-ダイマー値」を測定してきた。ワクチン接種前と接種の数日後の値です。症状の有無は無関係です。

●血栓ができるの当たり前

そして、彼らは発見しました。（ワクチンが）血栓形成の引き金となるのは、きわめて普通のことだった。つまり、接種すれば、あたりまえのように血管内に血栓ができる！　これはすべてのコロナワクチンで起こります。

その意味で、あなたが、このワクチン注射を打つと、あなたの身体にとって致命的結果となります。それを、あなたは許しているのです。

したがって――。私は強くアドバイスします。「ワクチン注射を打つな！」

もし、大人のあなたが打つのであれば、自分が脅威にさらされることを理解しておかなければならない。

子どもには打たせない。彼らは自分の力では、どうにもできないのだから……。（バクディ博士、サイト「字幕大王」より）

●注射液も血栓をつくっていた

血栓に似たものに〝ハイドロゲル〟（hydrogel）がある。

それは、水を内部に含む物質の総称です。

じつは、コロナワクチン注射内の液体も〝ハイドロゲル〟です。

スロバキア共和国の医学研究所で二〇二〇年一一月から二〇二一年三月まで実施されたコロ

ナワクチン試験で、驚くべき事実が判りました。

「……コロナワクチン内の〝ハイドロゲル〟は、赤血球を全滅させ、血栓を形成し、血管を破壊する」（同報告）

つまり、コロナワクチンの恐怖は、mRNAワクチンなどの遺伝子だけでない。

注射液まで〝悪さ〟をしていた！

「……コロナワクチンに含まれている〝ハイドロゲル〟が体内のありとあらゆる臓器や細胞に入り込み、臓器や細胞の〝フリ〟をする。そして、血管内の赤血球が全滅してしまい、数秒間で血栓を形成し、血管を詰まらせ、破壊していた」（同報告）

「ほとんどの人が数年以内に心不全で死ぬ」（チャールズ・ホフ博士）

●毛細血管をふさいでいた

チャールズ・ホフ博士は、カナダのリットンBCで医療活動に従事している。

博士は、彼の患者たちに気がかりな兆候を発見した。

二〇二一年七月六日、その驚きの内容を公表している。

「……mRNAワクチンを接種した人たちの血液中〝スパイクたんぱく〟が、何千もの小さな毛細血管をふさいでいた。だから、ワクチンを打つと、ほとんどの人が数年以内に心不全で死ぬでしょう。注射された〝スパイクたんぱく〟は、ワクチン接種者の体内で大量増産されるよう設計されているからです。それは血栓症の原因となり、注射された人の六〇％以上に悪影響します」（ホフ博士）

ワクチン注射後、数年以内にほとんどが心臓マヒで死ぬとは、おだやかではない。

●〝スパイクたんぱく〟大増産

ホフ博士は、その理由を解説する。

……今では、腕に注射された〝ワクチン〟のうち、じっさい腕にとどまるのは二五％だけ。残り七五％は、リンパ系によって集められ、文字通り循環器系に送り込まれます。

これら小さなｍＲＮＡ〝パッケージ〟――ちなみにモデルナ〝ワクチン〟一回注射分には、四〇兆個のｍＲＮＡ分子が含有されています。これら〝パッケージ〟は、あなたの細胞に吸収されるように設計されています。

場所は毛細血管網です。毛細血管網は、血液の流れが非常にゆるやかで、遺伝子が放出されるもっとも小さな血管です。

そして、体はこの〝スパイクたんぱく〟を読み取って、何兆個も何十兆個も（〝スパイクたんぱく〟を）増産します。それぞれの遺伝子は、何度も何度も〝スパイクたんぱく〟を作り続けることができます。

しかし、身体はこれを〝異物〟として認識し、〝抗体〟をつくり、〝COVID〟から身を守ることができる——これが、コロナワクチンのアイデアです。

六二％にトゲが刺さった微細血栓を発見

●血管内皮にトゲが刺さる

ホフ博士：しかし、ここで問題が発生します。

コロナウイルスではこの〝スパイクたんぱく〟がウイルス・カプセルの一部になります。

つまり、ウイルスの周りの細胞壁の一部になるのです。

しかし、これはウイルスの中にあるわけではない。あなたの細胞の中にある。血管内皮の細胞壁の一部になるのです。つまり、血液がスムースに流れるようなめらかになっているはずの血管を覆う細胞が、このように小さなトゲトゲを突き出している。

血小板は血管を循環しています。血小板の目的は、傷ついた血管を特定して出血を止めることです。だから、強血栓ができるのは絶対にさけられません。

血小板が毛細血管を通ってくると、突然〝COVID〟の〝スパイク〟にぶつかる。そして血栓が形成され、その血管をふさぐ——。それは、絶対にさけられません。

●損傷は永久的なダメージに

ホフ博士：したがって、これらの〝スパイクたんぱく〟は予測どおり、血栓を引き起こす。それらは、ｍＲＮＡが〝ワクチン接種〟されていれば、あなたの血管内にあるので、血栓発生は確実です。

マスコミが「非常にまれ」と言っている血栓は、脳卒中の原因となる大きな血栓です。ＣＴスキャンやＭＲＩなどに映し出されます。

私が言う血栓は、もっと微細です。小さすぎて、どんなスキャンでも見つからない。そのため、「Ｄ-ダイマー検査」（58ページ参照）でしか検出できません。ｍＲＮＡワクチンを接種した患者を「Ｄ-ダイマー検査」したら、なんと六二％の患者に、このような微細血栓が見つかった。これらの人々は、自分がこの微細な血栓をもっていることすら知らない。

もっとも心配なのは、脳、脊髄、心臓、肺など、体の一部には再生できない部分があることです。これら組織が血栓によって損傷を受けると、永久的ダメージを受けてしまいます。

●数年以内に心不全で死ぬ

ホフ博士：これらの患者は、「努力耐性低下」（ＲＥＴ）と呼ばれます。以前にくらべて、息切れする。それは、肺の血管が（〝スパイクたんぱく〟に）ふさがれているためです。その結果、心臓は肺に血液を送るため、大きな抵抗に耐えようと、より強くはたらく必要があります。

これは、肺動脈性肺高血圧症と呼ばれます。血液が効果的に行き渡らない。そのために、肺の血圧が高くなっている。

このような状態の人は、通常、数年以内に心不全で死亡します。

つまり、これらコロナワクチンのショット（注射）は、大きなダメージを与えます。

しかし、最悪事態（心不全）はまだこれから……なのです（以上、サイト「阿修羅」より）。

さらに次のような警告がある。

「……ワクチンのＲＮＡが改変操作されている。合成ＲＮＡを操作し、非常に不自然な〝スパイクたんぱく〟を作り、スパイクが細胞内で崩壊しない。その結果、〝スパイクたんぱく〟は通常のようにＡＣＥ２受容体に付着したままとなり、ＡＣＥ２受容体を機能不全に陥らせ、心臓、肺、免疫の障害につながる多くの問題を引き起こす。心臓のＡＣＥ２受容体が機能しなくなると、心不全になる可能性がある。肺でＡＣＥ２が無効化すると脳梗塞に。ＡＣＥ２受容体を無効にすると、多くの厄介なことが起こるのです」（ステファニー・セネフ博士）

「……ここまで科学的証拠が積み上がっている現在、遺伝子ワクチンの影響はもはや『懸念』というレベルではない。その人体への破壊性は確実なものとしか言いようがない。控えめに表現しても、これは程度の差はあれ、一〇〇％免疫システムを破壊します。これからは、ダウン症候群やレット症候群、幼い女の子たちに不適切なＤＮＡメチル化が出現する。子どもたちに

とって世界で最も悪いのは、mRNAワクチンです。多くの人が急速に死に至るのではないか……」（ジュディ・ミコビッツ博士）

「……ワクチン接種キャンペーンの結果、増加する可能性のある病気は無数にある。一般的な予測として、ガン、パーキンソン病、ハンチントン病、あらゆる種類の自己免疫疾患や神経変性疾患が増加する」（セネフ博士、以上「In Deep」より）

「コロナは詐欺だ！」世界医師連盟一二万人の告発

●ワクチン打つな、打たせるな

「コロナは詐欺だ！」「だまされるな！」

ヨーロッパで、一二万人もの医師たちが立ち上がった。

そして、この詐欺犯罪にかかわった政治家、医者、メディアなどを糾弾する。

「この詐欺にかかわった連中を、二度とその権威の座にすわらせない」

世界医師連盟に加盟する一二万人の医師、さらに看護師がワクチン拒否を表明した。

そして広く一般市民に「接種しないよう」呼びかけている。

コロナ偽パンデミックという、あまりにロコツな詐欺犯罪――。

ついに現場の医師たちが声をあげ、行動を起こした。

彼らこそ、医療現場という詐欺のど真ん中にいるのです。
気づいて当然、立ち上がって当然です。

●世界の現場で立ち上がる

かれらは医療現場で、コロナワクチンの凄まじい毒性を目のあたりにしている。
自分に打つのを拒否するのは、あたりまえ。
いま、世界的に、医療従事者のワクチン拒否が大量に噴出している。

オランダ：八万九〇〇〇人の医師と看護師がワクチン拒否。
アメリカ：全医師・看護師のうち六〇%が拒否。
イギリス：医療従事者の三分の一が拒否。
ノルウェー：六五歳以上への接種を中止。
スイス：六五歳以上は中止。

医師たちの反乱は世界中でまき起こっている

●米外科医師学会アンケート

「……米国外科医師学会によるアンケート調査に回答した七〇〇人医師のうち六〇％近くが、〝COVID-19〟に対して『完全にワクチン接種をしていない』と回答している」

同会事務局長J・オリエント博士は、「ワクチン接種を拒否する人を、〝反ワクチン派〟（アンチ・バクサー）と呼ぶのは、まちがい」とコメントしている。

「……アメリカの医師には、〝アンチ抗生物質〟〝アンチ手術〟というような医師たちはいません。しかし、一方で、現在多くの医師たちが、『コロナワクチンは不要で、個々の患者たちに利益でなく、害を与える可能性が高く、試験が不十分である』コロナワクチンに反対しています」（同博士）

この調査では、医師回答者の五四％が「重大な副作用」に苦しんでいる患者を目撃している。ワクチン未接種医師の八〇％が「接種リスクは、病気にかかるリスクを上回る」と回答。

医師たちのワクチン拒否の理由は――

▼流産した胎児組織が原料▼ワクチンは実験的である▼効果的なコロナ治療法がある▼死亡者が続出している▼血栓の副作用が多い

●製造物責任と医療過誤

このアンケート調査には、一般市民も参加している。

集計合計は約五三〇〇人。うち二五四八人が、彼らが体験、見聞したワクチン悪影響についてコメントしている。

それらは、ワクチン接種による死亡、部位切断、マヒ、死産、月経不順、失明、発作および心臓異常などの〝悲劇〟である。

オリエント医師（前出）は語る。

「……これらエピソードの多くは、それらが新薬投与後に発生したなら、重大な製造物責任または医療過誤をもたらした可能性がある。ところが、これら〝ＣＯＶＩＤ製品〟の製造物供給者は、訴訟から保護されている」

人類モルモット計画に反対の嵐がまき起こる

●ニュージーランドで違法判決

コロナ詐欺は、あまりにずさんだ。ボロがぼろぼろ出ている。

各国政府はディープステートに乗っ取られ、詐欺犯罪の司令部と化している。

しかし、政府関係者もがまんの緒が切れて立ち上がり始めた。

たとえば、オーストリアの裁判所は、「ＰＣＲテストは〝ＣＯＶＩＤ‐19〟の検査に適さない」「ロックダウンは法的根拠がない」と判決を下している。

ニュージーランド高等裁判所は「ファイザー製ワクチンの使用は違法」との判決を下した（『Epoch Times』２０２１／５／20）。

この判決を受けてニュージーランド政府は、急きょ、法改正を行った。

市民団体ＫＴＩメディカル・アクション協会が、「ファイザー製ワクチンは治験が終了していない。広く使用すべきではない」と裁判に訴えた。これを受け、二〇二一年五月一八日、高裁は「ＫＴＩの訴えは妥当である。全成人に接種は違法である」との判決を下した。

第2章　注射は人類全員モルモットの〝人体実験〟だ

――動物実験で、ネコ、サル、ネズミは〝全滅〟した

ワクチンは人体実験なので、食塩水注射もある

●生理食塩水ならラッキー！

通訳のエスコバル露桜子さんが、ネット配信している。

彼女は、公的情報とテレビや新聞情報に、大差があることに気づいた。

そこで、コロナ情報を徹底精査をしている。

まず気づいたのが、〝無害〟な注射の存在だ……。巷のウワサである。

「ワクチン注射の中には生理食塩水も混じっているんだって……」

まさに、そのとおりだった。

「……コロナワクチンは『治験』です。つまり『実験』なので、プラセボも混じっています」

このプラセボとは〝偽薬〟の意味だ。

ある医薬成分の「有効性」を試験するときを考えてみよう。

「効果」を確認するためには、比較するものが必要だ。そのため用いられるのがプラセボ（偽薬）。それは「有効成分を含まないダミーを指す」。

たとえば試験する医薬品をAとする。そのとき必ずダミーのプラセボ（偽薬）Bも用いる。

被験者はAを打たれたのか、Bを打たれたのか、判らない。これが鉄則である。

B群は、比較対照の意味で「対照群」（コントロール群）という。

このテストを、二重盲検法（ダブルブラインドテスト）と呼ぶ。

「医薬品にはプラセボ以上の有効性が求められる」

……それも当然だ。

プラセボ（偽薬）には通常、生理食塩水が用いられる。当たった人は、ラッキー（？）だ。

●接種の目的は人類皆殺し大作戦

〝やつら〟は、前段階の動物実験で、ネコやアカゲザル、ネズミなどが〝全滅〟した戦慄事実を完全に隠蔽してきた。

動物実験では、ワクチン効果はまったく証明できず、動物たちの死体の山だけが残った。

なら、この時点で即時中止があたりまえだ。

キャリー・マディ医師（前出）も問いかける。

「……だから、〝COVID－19〟ワクチンは、まったく効果がないかもしれない。なら、（人類全員に注射する）目的はなんなのでしょう？」

もはや〝目的〟は、明らかだ。ワクチン強制接種による人類皆殺し作戦――なのだ。

「劇薬」に殺到する滑稽さ

●コロナも防げぬ猛毒注射

〝強制〟コロナワクチンの正体は〝治験〟である。

つまり、ワクチンの〝効果〟を全人類を用いて〝実験〟しているのだ。

人体実験なので「効くか、効かないか」「完全か、危険か」は、まったく解らない。

あなたの体をモルモット代わりに治験して、結果を収集する。

「……コロナにかかりたくないから、ワクチンを打つ」という人がほとんどだ。

バカじゃなかろうか！　わたしはあえて言う。

ワクチンがコロナを防ぐという証拠はゼロだ。

ワクチンが「劇薬」で強毒性の証拠は膨大だ。

インフルエンザワクチンより接種後死者は約一一〇倍も多い。

この一事をみても、戦慄の毒性が理解できる。

厚労省は、コロナワクチンを「劇薬」に指定している。

「劇薬」とは、「人を殺す場合もある毒性を有する」という意味だ。

「安全性」も「有効性」もいっさい証明されていない。なのに「有毒性」だけは政府も認める。

そんな毒物注射に、日本中が殺到し、群がっている。

ロット番号は四種類、一つが生理食塩水だ！

●米公的文書がダミーを認める

コロナワクチン群にプラセボ（偽薬）群が潜んでいる。

それを証明するのが「米国臨床試験登録データベース」（以下ＤＢ）だ。

「……コロナ禍の自粛、自粛に疲れて、『苦しさから脱出するのはワクチンだ！』と受ける人が多い。それで、〝ワクチン・パスポート〟をもらって、『ワーイ、海外に行く！』と喜んでいる人もいます」（桜子さん）

しかし、その人が接種した〝ワクチン〟はダミー（食塩水）かもしれない（ほんとうは、ラッキーだけど）。

「エッ……ダミーですか？　有効成分入ってない？」

コントみたいなことも起こりうる。

「ワクチンに生理食塩水」は、ウワサでなく、DBに記載されている。

「……DBには『ファイザー』と書いてあり、次ページには『プラセボ』（赤枠）と、しっかり書いてます。さらに『ランダムに配合』『同時ファイリング・スタディ』。つまり（各ロットで）、『どれが一番有効なのか？』を調べる段階なので、いろんなパーセントの〝有効〟成分が入っている〝実験〟です」（同）

●恐怖のロシアンルーレット

このDBには、対象疾患として〝COVID-19〟――。その欄には、プラセボ（偽薬）を含む、三種類「試薬」が併記されている。その上には〝SARS-COV-2 infection（感染症）〟とある（Phase2）。だから、ファイザー社コロナワクチンには、四種類ロットがあることが推測できる。

そのうち一つが〝安全な〟生理食塩水だ。

まさに、ロシアンルーレット。空砲（塩水）に当たればラッキー。実弾に当たれば地獄行き。

ある接種会場は、痛み、ショック、失神などで大騒ぎ。

別の会場では、まったく平静で何も起こらなかった――こんな話をよく聞く。

後者が打ったのが生理食塩水ならあたりまえ。この会場の接種者はほんとうに幸運だ。

ナノ〝チップ〟と〝ゲル〟で接種者を監視？

●チップやゲルを密かに混入

あなたは疑問に思うだろう。

コロナワクチンに四種類ロットがある。

なら、人体実験を行っている〝やつら〟は、その結果をどうやって収集するのだろう？

一つは接種会場ごとに収集した「同意書」によるデータベース化だ。

会場（ロット番号）ごとに「同意書」で個人情報を集約する。

その後、副反応などを追跡調査する。

もう一つはワクチンへ密かなマイクロチップ混入だ。

「……ビル・ゲイツのマイクロソフト社は、マイクロチップの特許を取っています。人体にセンサーを埋め込んで電磁波でコントロールする恐ろしい技術です」（高橋徳博士、米ウィスコンシン医科大学名誉教授）

別名〝ナノチップ〟と呼ばれるそれは、肉眼では見えない。

それでも、ＧＰＳやセンサー、通信機能など、様々な性能を備えているという。

●ＡＩが人類の体内情報を監視

キャリー・マディ医師も、ワクチンへの〝ナノチップ〟混入を指摘する。

「……二〇一五年、イノヴィオ社は、ＤＮＡワクチン開発で四五〇〇万ドル受け取っています。同社は、その開発にナノテクノロジーの使用を認めています。ナノテクとは『ミクロの極小ロボット』を使うのです。これら企業は、すべてビル・ゲイツ財団から投資援助を受けています」

さらに、ＤＡＲＰＡ（国防総省計画局）も、ＤＮＡワクチン接種に便乗した人体への〝チップ〟注入を計画している。

協力企業は、すでにソフトで柔軟な「ハイドロゲル」を生産している。

「……その目的は、人類のヘルス・モニタリング（健康監視）です。それを、皮下に注射する。重要なのは、このゲルは、スマホアプリに同期して、ユーザーの健康状態を瞬時に把握します。このナノテク『ハイドロゲル』は、いちど移植されると体内で成長し、広がっていきます。そして、私たちのＤＮＡにどう影響するのかは不明です」（マディ医師）

このチップならぬ〝ゲル〟は、体外に電波を送信し、あなたの生命情報を送り続ける。

丸々二年も、恐怖の〝ワクチン地獄〟が続く

●磁石がくっつく、電磁波が出る

コロナワクチンを打った個所や体表面に磁石がくっつく……。

さらに、接種個所に電磁波測定器を当てると、電磁波を感知した……。

こんな情報が、世界中から噴出している。

にわかには信じがたいが、それらも、体内に密かに注入された〝チップ〟や〝ゲル〟が、体内情報を発信している、と考えればつじつまがあう。

こう書くと、「メーカーの『配合表』には、そんな成分はない！」と怒る人がいる。

オメデタイというか、馬鹿正直というか……。

この人は、公表された成分がすべてだと信じ切っている。

ワクチンには、なんでも入れ放題なのだ。

公表された〝成分〟は、その一割ほどにすぎない。

かつて、豚インフルエンザワクチンからは、約八〇種の有害成分が検出されている。

今回の地球規模ワクチンに、ここぞとばかり、様々な〝物質〟が秘密裏に混入されているのは、まちがいない。

メーカーに問い合わせても、「ノーコメント」「企業秘密」の二言が返ってくるだけだろう。

●終了は二〇二三年五月まで

この治験という人体実験は、二〇二三年五月まで続く。

日本でワクチン注射が開始されてから、約二年後にようやく終了となる。

つまり、丸々二年も、恐怖の〝ワクチン地獄〟が、続くのだ。

「……私たちがやっていることは、これら実験にデータ登録してるということ。だから、登録して協力するのか？　拒否するのか？　ということです」（桜子さん）

子宮六四倍、脾臓一二三倍、肝臓一二六倍蓄積……

●蓄積度はダメージ度を示す

ファイザー社の実験結果を詳しくみてみよう。

ファイザーは、この治験にともなって薬物動態試験を行っている。

これは、生体に投与された薬物の動きを追う試験だ。

ワクチン注射の後、成分は血流に入り、各臓器・組織へ流れていく。その分布を時間の経過とともに、変化や蓄積性について追跡調査する。文献『ファイザー・コンフィデンシャル』に詳細が記されている。

　これらは情報開示されており（「薬物動態試験の概要表」）、われわれには見る権利がある。

「……ワクチン成分は最初は、血液に多く入っています。横軸（矢印）0・25h、1h……というのは、時間の経過を示します。0時間のときは、薬物が入っていないのでもちろんゼロ。それから15分、1時間後……12時間、48時間後……と、各組織、臓器の蓄積量を観察しています。48時間（二日）後に、多くたまっている臓器があります。それが、ワクチンの影響を受けやすい臓器と考えてください」（桜子さん）

■子宮と脾臓に大量蓄積！ ファイザー社資料

SARS-CoV-2 mRNA Vaccine (BNT162, PF-07302048)
2.6.5 薬物動態試験の概要表

2.6.5.5B. PHARMACOKINETICS: ORGAN DISTRIBUTION CONTINUED　　**Test Article:**

Sample	Total Lipid concentration (μg lipid equivalent/g [or mL]) (males and females combined)							%
	0.25 h	1 h	2 h	4 h	8 h	24 h	48 h	0.25 h
Lymph node (mandibular)	0.064	0.189	0.290	0.408	0.534	0.554	0.727	--
Lymph node (mesenteric)	0.050	0.146	0.530	0.489	0.689	0.985	1.37	--
Muscle	0.021	0.061	0.084	0.103	0.096	0.095	0.192	--
子宮 Ovaries (females)	0.104	1.34	1.64	2.34	3.09	5.24	12.3	0.001
Pancreas	0.081	0.207	0.414	0.380	0.294	0.358	0.599	0.003
Pituitary gland	0.339	0.645	0.868	0.854	0.405	0.478	0.694	0.000
Prostate (males)	0.061	0.091	0.128	0.157	0.150	0.183	0.170	0.001
Salivary glands	0.084	0.193	0.255	0.220	0.135	0.170	0.264	0.003
Skin	0.013	0.208	0.159	0.145	0.119	0.157	0.253	--
Small intestine	0.030	0.221	0.476	0.879	1.28	1.30	1.47	0.024
Spinal cord	0.043	0.097	0.169	0.250	0.106	0.085	0.112	0.001
脾臓 Spleen	0.334	2.47	7.73	10.3	22.1	20.1	23.4	0.013
Stomach	0.017	0.065	0.115	0.144	0.268	0.152	0.215	0.006
Testes (males)	0.031	0.042	0.079	0.129	0.146	0.304	0.320	0.007
Thymus	0.088	0.243	0.340	0.335	0.196	0.207	0.331	0.004
Thyroid	0.155	0.536	0.842	0.851	0.544	0.578	1.00	0.000
Uterus (females)	0.043	0.203	0.305	0.140	0.287	0.289	0.456	0.002
Whole blood	1.97	4.37	5.40	3.05	1.31	0.909	0.420	--
Plasma	3.97	8.13	8.90	6.50	2.36	1.78	0.805	--
Blood:Plasma ratio[a]	0.815	0.515	0.550	0.510	0.555	0.530	0.540	--

写真2−1

　見ると「子宮」と「脾臓」に多く蓄積している。

　注射して二日後……。このとき筋肉(Musle)蓄積は〇・一九二。

　これに対して、「子宮」は一二・三と六四倍も蓄積している。

同様に「脾臓」は一二三・四なので筋肉の一二二倍と、ケタ外れの濃縮、蓄積量だ。

「……それだけ、ダメージを受けやすい臓器です。子宮、脾臓がケタ違いなのが気になります」（同）

「子宮」は妊娠に不可欠、「脾臓」は免疫に関わる。

つまり、生殖と免疫がワクチンでダメージを受けることになる。

月経不順、流産の大きな引き金となる。

次ページでも同様に、「副腎」九五倍、「肝臓」一二六倍と突出している。

「副腎」はホルモンバランス、「肝臓」は有害物を解毒・分解する。

いずれの機能もワクチン有毒成分でダメージを受ける。

「脾臓」「肝臓」ダメージは、風邪ウイルスなど感染症などへの抵抗力も弱める。

「……これら四つの臓器は、接種後二日たっても、まだ蓄積が増え続けている傾向にあり気になります」（同）

若者に被害多発は、免疫の〝暴走〟による

●接種後、若者に被害が多発

厚労省発表データは、コロナワクチンの正体を赤裸々にする。

写真2-2は、接種後の副反応「年齢別報告件数」だ。

この発表時点では、高齢者のほうが〝優先的〟に、多数ワクチン接種を受けていた時期だ。

一目でわかるのは、ワクチン投与量が多い老人よりも、少ない若年層のほうが副反応被害が多いこと。ワクチンにやられるのは、圧倒的に若者、中年層が多い（囲み黒枠）。

「……一〇代は、まだほとんど受けていないのに、もう早速、被害データが上がっている」

（桜子さん）

■高齢者より若者のワクチン被害が多発する

⑥年齢別報告件数

年齢	コミナティ筋注	
	副反応疑い報告数	うち重篤報告数
0～9歳	0	0
10～19歳	66	9
20～29歳	2,461	238
30～39歳	2,937	295
40～49歳	3,650	362
50～59歳	2,329	221
60～69歳	949	105
70～79歳	559	153
80歳以上	718	326
不明	2	1
合計	13,671	1,710
（参考）65歳以上	1,665	534

写真２−２

その死因も心臓発作、クモ膜下出血など、明らかに若い人には通常起こらないものである。中には失明などの悲劇も。

「コロナウイルスのリスクには、失明はない。なのにワクチン副作用にはある。あえてそんなリスクが負えますか？」（同）

二〇～六〇歳のワクチン被害は、六〇歳以上に比べてケタちがいだ。

重篤報告数も、二〇代：二三八件、三〇代：二九五件、四〇代：三六二件……。

六〇～七〇代の二～三倍も発生している。

これらは、「動態試験」で判明したように、各特定の臓器がワクチン毒性の攻撃を受けた結果とも考えられる。

しかし、各内臓が老化により弱っている老人より、まだ内臓も強い若年、中年層がよりダメージを受けているのはミステリアスだ。

若年層は、まだまだ免疫力が旺盛だ。しかし、コロナワクチン接種により、その免疫系が狂って暴走し、重篤症状を引き起こした可能性が高い。

●ADE（抗体依存性感染増強）

ファイザー元副社長イードン博士は、欧州医薬品庁（ＥＭＡ）に嘆願書を提出している。そこには、こう書かれている。

「……動物実験が失敗した（死亡した）主な原因は、ＡＤＥ（抗体依存性感染増強）による。これは、ワクチンにとって深刻だ。たとえば、アカゲザルは重篤な急性肺障害に陥った。しかし、ワクチン接種しなかったサルには見られなかった。マウスの肺に好酸球（アレルギー性炎症を起こす白血球）の浸潤をともなう病変を起こした」

つまり、ワクチン重篤副作用の元凶は〝免疫暴走〟にある。

死因の大きな要因も、ＡＤＥだろう。

だから、免疫力が強い若者ほど、被害、症状は重篤となる。

「ADEは、ワクチンを打たなかったマウスには見られなかった」

このイードン博士の供述は、皮肉である。

ワクチンさえ打たなければ、なにも起こらなかったのだ……。

まさに、無知の悲しさ、無知の悔しさ……と、嘆くしかない。


「感染予防効果は、明らかになっていません」（ファイザー社）

●効果不明なのに打つバカ者

わたしは、コロナワクチンを喜んで打つひとたちを、大バカ者と呼ぶ。

あなたが、腹が立とうが立つまいが、もう、面と向かってあえて言う。実に、ばかばかしい。

完全に頭が狂っている。もはや、同情の余地は一片もない。ここまで言われれば、不快でムカムカして、この本を投げ捨てたくなったはずだ。

なら、投げ捨てなさい。

もう、あとは知らない。

われを取り戻したなら深呼吸をして、**写真2-3**をごらんなさい。

これは、**ファイザー社が作成した「新型コロナワクチン予防接種についての説明書」**だ。

「……これ（**写真2-3**）は、私の家にも届いたコロナワクチンの案内です。ここに、しっか

■「予防効果は不明！」なのに打つのは狂気

新型コロナワクチン予防接種についての説明書　ファイザー社製

新型コロナウイルスワクチン接種について

本ワクチンの接種は国と地方自治体による新型コロナウイルス（SARS-CoV-2）ワクチン接種事業の一環として行われます。本ワクチンの接種は公費対象となり、希望者は無料で接種可能です。なお、本ワクチンは16歳以上の方が対象です。

ワクチンの効果と投与方法

今回接種するワクチンはファイザー社製のワクチンです。新型コロナウイルス感染症の発症を予防します。

ワクチンを受けた人が受けていない人よりも、新型コロナウイルス感染症を発症した人が少ないということが分かっています。（発症予防効果は約95%と報告されています。）

販売名	コミナティ®筋注
効能・効果	SARS-CoV-2による感染症の予防
接種回数・間隔	2回（通常、3週間の間隔）　※筋肉内に接種
接種対象	16歳以上（16歳未満の人に対する有効性・安全性はまだ明らかになっていません。）
接種量	1回0.3 mLを合計2回

- 1回目の接種後、通常、3週間の間隔で2回目の接種を受けてください。（接種後3週間を超えた場合は、できるだけ速やかに2回目の接種を受けてください。）
- 1回目に本ワクチンを接種した場合は、2回目も必ず同じワクチン接種を受けてください。
- 本ワクチンの接種で十分な免疫ができるのは、2回目の接種を受けてから7日程度経って以降とされています。現時点では感染予防効果は明らかになっていません。ワクチン接種にかかわらず、適切な感染防止策を行う必要があります。

↓

● 本ワクチンの接種で十分な免疫ができるのは、2回目の接種を受けてから7日程度経って以降とされています。現時点では感染予防効果は明らかになっていません。ワクチン接種にかかわらず、適切な感染防止策を行う必要があります。

写真2−3

りと（注意書きが）入れてあるんですよ（下線部）。現時点で『感染予防効果は明らかになっていません』。みなさん、自分で確認してみてください」
（桜子さん）

●〝予防効果〟九〇％は嘘？

彼女も、この「注意書き」に驚いている。

「……あれえ？　ファイザーは、〝予防効果〟は九〇％……と、言ってなかったかな？」

だれでも混乱する。

「……でも、政府（厚労省）は、しっかりデータをアップしている。それで、（厚労省も、ファイザー社も）現在は『治験』で、予防効果は、はっきりしてませ・ん・！・と認めている。それでいて、『自分の意思で打ちに来ました』と〝同意書〟に書かせる。けっきょく〝自己責任〟ですよね。そういうことになってしまう」（桜子さん）

……姑息、狡猾、陰険……。ファイザー社の犯罪的な嘘が、ここにある。

それは、メディアの大罪であり、政府の大罪でもある。

あなたも記憶に新しいだろう。二〇二〇年一一月九日、ファイザー社は発表した。

「……開発中の新型コロナワクチンに、九〇％以上の有効性を確認した」

世界のテレビ・新聞は、その〝ビッグニュース〟を大々的に報道した。

このマスコミ報道が、全人類の頭に〝すりこまれた〟のだ。

〝有効率〟を三〇〇倍もでっちあげた巨大犯罪

●子どもだまし数字マジック

しかし現在、ファイザー社は、同社コロナワクチン「説明書」に、はっきりこう書いている。

――予防効果は明らかになっていません――

オイオイ……と、だれでも口をはさみたくなる。

「おたくは、有効率九〇％以上と発表したじゃないか。ありゃ、ウ・ソ・か・い？」

そう、有効率九〇％は、真っ赤な嘘だった……。ファイザー社は詐欺犯罪を犯したのだ。

詐欺キャンペーンで嘘を流しまくった世界のマスメディアも同罪だ。

いずれも、闇の悪魔勢力の一翼……嘘も詐欺も平然とやらかす。

そのカラクリを見事に暴いたのが高橋徳博士（前出）だ。

彼はファイザーの詐欺を講演の壇上で、バッサリぶった斬っている。

「……これぞ、数字のマジックです」

ファイザー社は次のように公表している。

「総被験者四万三五三八人のうち、九四名のコロナ感染者を確認し、比較検討するとワクチン接種で九〇％の〝予防効果〟があった」

●感染リスクわずか〇・三％減

その内訳を見ると、ウソがバレバレとなる――。

A群：二万一七六九人　ワクチン未接種　感染者八五名
B群：二万一七六九人　ワクチン接種　感染者九名↓八九・四％の〝予防効果〟？

高橋博士は、そのペテンをあばく。

「……A群（未接種）の非感染者は二万一六八四名（九九・六％）。B群（接種）の非感染者は二万一七六〇名（九九・九％）です。これだけの人が、コロナに感染しなかった。B群九九・九％引くA群九九・六％は、〇・三％……。つまり、ワクチンで感染リスクは、わずか〇・三％減るだけなのです」（高橋博士）

これは文字通り〝誤差〟の範囲だ。つまりは未接種群も接種群も、なんら変わらない。だから、「〝有効率〟九〇％以上」と公表したファイザーは、明らかな詐欺犯罪を犯した。「一〇〇人がワクチンを打てば九〇人以上が、コロナにかからない」と仰天のウソをぶち上げたのだ。しかし、じっさいの有効率は〇・三％……。

●有効性は〝生理食塩水〟なみ

この実験結果は、ワクチンの〝無効〟を証明したに等しい。

続いてモデルナ社も、同社のコロナワクチンの〝有効率〟を九四・五％と公表した。これも、ファイザーと同じ数字サギによるものだ。崎谷博征医師は、ブログでこう断じている。

「……〝有効性〟は、生理食塩水なみである」

同社は、有効率を三〇〇倍も膨らまして発表したのだ。

高橋博士のナゾ解きを待つまでもなく、少し冷静になれば、だれでもその〝マジック〟に気づく。まさに、子どもだましのペテン数字なのだ。

恐ろしいのは、この子どもだましのペテン〝有効率〟九〇％なる数字を、世界中のメディアから政府まで、こぞって大々的に宣伝したことだ。

●インフルワクチンの一一三倍死亡

いっぽう、この時点で、ワクチン接種後の死者数三五六名と厚労省もアップしている。

「……注射後、三時間あとに死亡でも、因果関係〝不明〟のため、四四二〇万円の補償金は〝払われない〟……」（桜子さん）

ここまで読んだら、だれでも腹わたが煮えくり返ってくるだろう。

彼女は冷静だ。

「……これは、自分の体内に入れられるものなので、よく（説明書を読んで）考えたほうがよろしいです。こういうと、『インフルエンザワクチンも副反応ってあるでしょ』と言われるだけど、厚労省比較データを見てください」（二〇二一年六月二四日時点）

インフルエンザウイルスによる死亡者数：三三二五人（二〇一八年）
インフルエンザワクチンによる死亡者数：六名死亡／五六四九万回

これに対して、新型コロナと比較すると――

新型コロナウイルスによる死亡者数：三四六六人（二〇二〇年）
新型コロナワクチンによる死亡者数：三五六名死亡／二九六六万回

「ウイルスによる死亡者数」は、インフルエンザも新型コロナも、ほぼ同じ……に、見える。

それに対し顕著なのは、ワクチンによる死亡者数の大差だ。

新型コロナワクチンはインフルエンザの約半分しか打っていないのに、死亡者三五六名。

インフルワクチンと同数接種したと仮定すると、死者は約六七六名。ワクチンによる致死率を比較すると六七六名÷六名は、一一三倍となる。

つまり、コロナワクチン致死毒性は、インフルワクチンの一一三倍もの猛毒なのだ。

〝陽性〟〝死者〟はPCR検査のでっちあげ

●空前絶後！　PCR詐欺の罪

しかし、ここでハッキリ指摘しておく。

新型コロナウイルスの〝死者〟も、でっち上げで、ねつ造である。

「人類は、完全に気が狂った」と、わたしが断定するのは、いくつも理由がある。

まず、新型コロナウイルスなるものは、もはや地球上に存在しない……。

こう言うと耳を疑うだろう。わたしが言っているのではない。

数多くの研究者が、口をそろえて断言しているのだ。

中には、最初から存在しなかった、と主張する研究者もいる。

〝COVID-19〟なるものが、存在していたとしよう。それでも、変異を繰り返し、環境に適応し、遅くとも二〇二〇年の春から夏にかけて普通のコロナウイルスに戻り消滅している。

ここまで読んでも、耳を疑う人がほとんどだろう。

「……だって、毎日、『新型コロナ患者×××人』とテレビ、新聞で報道しているじゃないか」

ここにも、子どもだましの嘘がある。

世界中で「コロナ患者×××万人」と政府、メディアが発表している。

その根拠とされるのが、唯一、PCR検査だけだ。

このPCR検査が、空前絶後のサギなのだ（22ページ参照）。

死者数はでっちあげ、PCR検査はペテン

●真の死者数は〇・九％だ

「新型コロナの〝死者〟は水増しされている」。

「ポルトガル政府が〝COVID-19〟死亡統計をねつ造！」

リスボン裁判所が決定的判決を下した。

「政府公表は一万七〇〇〇件。しかし、じっさいの死者は、わずか一五二人（公表死者数の〇・九％）」（二〇二〇年一月～二一年四月）

「その他」は、死因は別の理由だった。ポルトガル政府は死亡者数を〝ねつ造〟していた。

二〇二〇年、ポルトガルの控訴裁判所は以下の判決を下している。

「……ＰＣＲ検査の信頼性は低い。ＰＣＲのみに基づいて人々を隔離することは違法である」

同裁判所は、ＰＣＲもペテンと断罪しているのだ。

「……ＰＣＲ『増幅』三五回以上で〝陽性〟と判定されたばあい、当人が感染している確率はわずか三％だ。よって、結果の九七％は偽陽性（ニセモノ）である」（「Great Game India」）

以上――。

世界で大騒ぎしている〝コロナ死〟も〝感染者〟も、完全なでっちあげなのだ。

まさに、人類は――洗脳され、扇動され――完全に気が狂ったのである。

●政府、報道をハイジャック

コロナ禍を仕掛けた〝闇勢力〟ディープステートの狙いは、人類家畜化だ。

全世界の政府、メディアは、すでに〝やつら〟悪魔勢力の掌中にある。

だから、政府を信じ、マスコミを信じているかぎり、あなたも家族も家畜レベルだ。

「……ドイツでは、弁護士グループが入手した電子メール記録によれば、ドイツ内務省が厳格な『監禁』を正当化するために、科学者を雇って〝偽コロナウイルス〟モデルを開発させていたことが判明」(「Total News」)

米CDCも「真のコロナ死は公表数値の六%」と、二〇二〇年八月に公式に訂正している。

イタリア政府も、死者数を公表数値の一二%と大幅下方修正。両政府は〝死ぬ死ぬ〟詐欺を認め謝罪しているのだ。

しかし、世界中のマスコミは、いっさい、この〝訂正〟と〝謝罪〟を報じない。

そして、人々の恐怖を煽りまくる。悪質というより犯罪だ。

リスボン裁判所の死者データ〇・九%と比較すれば、米、伊両政府の六%、一二%ですらあまりに多すぎる。じっさいの〝コロナ死者〟は、さらに少ないのだ。

●医師も会社も腐敗の泥沼

腐敗、堕落したのは、政府、メディアだけではない。

ワクチンメーカーと癒着した医師たちの堕落もすさまじい。

「……ある病院理事長は、モデルナ社から依頼を受けてワクチン臨床試験を担当していました。ところが、病院トップでありながら、同社の取締役も兼務し、八〇〇万ドル(約八億三〇〇〇万円)相当の株券が供与されていたのです。この理事長は、名門ハーバード大学医学部の教授も兼務する医師です」

岡田正彦医師（新潟大学名誉教授）がＳＮＳに投稿している。

底無し腐敗は、ワクチンメーカーも同じだ。

「……ファイザー社は、抗てんかん剤〝ニューロンチン〟の販路を拡大するため、不完全なデータをもとに一二編もの論文をゴーストライターに書かせ、有名医師に〝名義貸し〟を依頼しています。謝礼は一件一〇〇〇ドル。二〇〇九年、未認可の〝効能〟を多くの医師に吹聴し、処方するようそそのかした罪で告発され、鎮痛剤など一三種類の薬について計二四〇〇億円もの賠償金支払いに同意した。米司法省は、『医療制度を根幹から揺るがす許しがたい犯罪』と断罪、二〇一八年、二五億円もの罰金判決が下りました」（岡田教授）

この犯罪企業ファイザーが、いま、猛毒ワクチンで全人類に猛攻撃を仕掛けているのだ。

不正、犯罪をあげていればキリがない。もう、メチャクチャである。

日本の厚労省ですら、**「〝陽性〟イコール〝感染〟ではない」**と国会で認め、ＰＣＲの嘘を白状している。

なのに、連日、マスコミは「コロナ感染者×××人」と煽る。騙す。

「水でもコーラでも〝陽性〟と出る」シロモノだ。〝陽性〟数をでっちあげるのはカンタンだ。

そして、今日もコロナ感染症がこれだけ出た、という。もはや、つきあいきれない。

こうして、ゴキブリ以下の知性の人類が地球上にあふれている。

米ＣＤＣ、ワクチン効果〝ねつ造〟の数々

●接種者：減らす、未接種：増やす

「……感染者激増中のイスラエルで、新たな感染者の約半数が、『二回ワクチン接種した人たちだった』ことが判明。それでも政府は、一二歳以上へと接種キャンペーンを拡大している」（「earthreview.net」２０２１／７／５）

「打った人でも感染する！」。これではワクチンのペテンがばれてしまう。

そこで、〝闇の勢力〟は考えた。……ワクチン〝効果〟を膨らませるデータ操作だ。

ＣＤＣ（米疾病予防管理センター）は、じつに悪質なテクニックを考案した。

ここは、世界的コロナ詐欺の司令本部である。だから、データ操作も巧妙だ。

ワクチン〝効果〟をごまかす手口は二つ――。

（１）接種者の感染数は〝減らす〟。

（２）未接種の感染数は〝増やす〟。

――これまで、〝ＣＯＶＩＤ-19〟は以下二つの操作によるでっちあげパンデミックであった。

偽陽性検査：まったく当てにならないPCR検査も、サイクル閾値（CT値）を上げれば偽陽性者を増やせる。

誇大症例数：コロナ感染〝定義〟は、信じられないほど広い。症状がなくても、PCR〝陽性〟なら「感染者」とでっちあげ。

……この二つがなければ、パンデミックはまったく起こらなかった。

そして、CDCは、これら二大方針すら変更してきた。

目的は「ワクチン接種者は〝感染しない〟」と、ごまかすためだ。

その変更とは――

第一、ワクチン接種者の感染が疑われる場合、検査CT値を下げる。

ワクチン接種した人にかぎり、CDCは二八サイクル以下で出されたPCR検査のみ受け入れ公式記録される〝感染〟数を減らす。

●でっちあげは自由自在

第二、ワクチン接種者のみ、無症状や軽微感染は「コロナ感染者」として〝登録しない〟。

つまり、こうなる――

Aさん（ワクチン接種してない）：四〇サイクルPCR検査でコロナ〝陽性〟。無症状にもかかわらず、「コロナ感染者」とされる。

Bさん（ワクチン接種済み）：二八サイクルPCR検査で〝陽性〟。高熱で寝たきり、入院したが死亡しなかった、ということで「コロナ感染者」とされない。

Cさん（ワクチン接種後死亡）：高熱と呼吸器疾患で数週間入院し死亡。ただ、コロナ〝陽性〟と判断されたPCR検査のCT値は二九サイクル。だから、これも公式には「コロナ感染者」とはされない。

CDCは測定の仕方によって〝病気〟が「現れたり」「消えたり」する妙技を駆使している。（サイト「fc2」）

まさに子どもだまし！　こうして馬鹿正直な人類はコロコロだまされている！

動物実験スッ飛ばし人類〝実験〟の恐怖

●人間が遺伝子組み換え生物に！

だから、厚労省データ「ウイルスによる死者」の比較、インフルエンザ：三三二五人と新型コロナ：三四六六人は、そもそも比較にならないのだ。

新型コロナなるものは、まずインチキPCR検査で〝感染者〟なるものをねつ造している。

その〝陽性〟がデタラメなのだから、〝感染者〟もデタラメ、架空の存在でしかない。

そして、ＰＣＲ〝陽性〟にでっちあげられた人が亡くなると、〝コロナ死者〟にカウントされる。こうして、世界の〝コロナ死〟はでっちあげられ、膨《ふく》らまされ、民衆の恐怖を煽る。

同じく厚労省データのワクチンによる死亡者数には、インフルエンザに比べ、新型コロナは二三倍もの大差がある。それも当然。前者は、鶏卵法という従来の作り方。後者は、遺伝子ワクチンという人類が初めて体験するものだ。

はやくいえば、ウイルス遺伝子を体内に打ち込んで、人間を遺伝子組み換え生物に〝変身〟させる。研究者ですら、何が起こるかわからない……と、恐怖するモノなのだ。

●動物実験飛ばしは前代未聞

しかし、ファイザー社の元副社長イードン博士は、解っていた。

なぜなら、彼は同社の医療・科学部門の最高責任者だった。

同社で行ってきたネコ、サル、ネズミなど動物実験を指揮してきた重要人物だ。

彼は、〝遺伝子ワクチン〟による動物実験で、ネコやサルなど実験動物が次々に死んでいく現実に驚愕、恐怖した。

この事態をめぐって、アメリカ・テキサス州議会の上院委員会における、医師の意見陳述の模様だ。

——動物実験を省略した、などという一般向けワクチンを、他に見たことがありますか？

「じっさいに動物実験を行ったところ、『動物が死亡し続けた』ので、実験を中止した、ということです。そのようなものを国民に使い始めたのですよ」

……つまりこの医師は、動物実験を省略して人間を実験材料にする……など、前代未聞と言っているのだ。

●ナチス殺戮を超える惨劇

……適切な「インフォームド・コンセント（ＩＣ）」（事前説明）のない臨床実験は、ニュルンベルク綱領に反する。同綱領は、人体実験に対する一連の倫理原則を示したものだ。これら原則は、第二次大戦終盤に行われたニュルンベルク裁判で明らかにされた医療上の悲劇が、再発しないことを目的に定められた。

適切なＩＣとは被験者への「情報」「理解」「自発」である。

コロナワクチンは、この三原則がメチャクチャに踏みにじられている。

ファイザー「同意書」には「接種による予防効果は証明されていません」と、〝目立たない〟ように書かれている。予防効果がないのに、人々はワクチン注射に行列をつくっている。

つまり、正しい「情報」「理解」「自発」のないまま、人類の大量〝殺戮〟が全世界で強行されている。それは、アウシュビッツ惨劇をも超える悪夢だ。

それは人体実験ではない、人口削減なのだ！

〝闇〟と〝光〟の戦いの時

キリスト教には、最終戦争ハルマゲドンの概念がある。

それは〝悪魔〟と〝正義〟、〝闇〟と〝光〟の戦いである。

二〇二〇年、アメリカ大統領選挙も、まさにそうであった。

ここで、世界を〝闇〟から支配してきた勢力が正体を現した。

それが、ディープステート＝闇の政府と呼ばれる族《やから》である。

言い替えると国際秘密結社フリーメイソンであり、その中枢組織イルミナティだ。

世界を闇から支配してきた勢力は、地球の完全支配をもくろんでいる。

〝かれら〟が目指すのがＮＷＯ：新世界秩序だ。その一〇項目の目標が〝アジェンダ21〟。そこには赤裸々に、〝理想〟の未来社会が描かれていた。

あらゆる国家を廃絶し、中央政府を樹立し、全人類を家畜のように支配する——そんな社会である。

●〝闇〟が目指す人類家畜社会

〝アジェンダ21〟は一九九二年、ブラジルのリオ・デ・ジャネイロで開催された国連地球サミットで採択された、全四〇章にもおよぶ「行動計画」である。名目上は、持続可能な地球環境を創造する……ためである。一見、希望あふれる計画に思われた。

しかし……、真の狙いは恐るべきものだった。

これら膨大な「計画」の中に、以下の一〇の〝目標〟が巧妙に潜んでいたのだ。

①国家廃絶、②人口削減、③宗教禁止、④財産没収、⑤職業強制
⑥強制移住、⑦子供没収、⑧反対弾圧、⑨最低教育、⑩国家管理

わたしは、『ワクチンの罠』（イースト・プレス）で、告発している。

……見逃せないのは、全四〇章の中に「大幅な人口削減」という項目が存在することだ。これで得心がいった。ワクチンによる人口削減は、この〝アジェンダ21〟の行動計画の一環でもあったのだ。

われわれの「自由」と「権利」は、どうなる？

この問いにたいして、〝アジェンダ21〟のフロント組織である「地球環境イニシアティブ」

国際委員会の副会長ハービー・ルービンは、次のように、迷いなく答えている。

「個人の権利は、全体のことを考えて、遠慮してもらうことになります」

まさに、あぜんとする。

この〝アジェンダ21〟について、「どこにもそんなことは書かれていない」と指摘する頓珍漢なヤカラがいる。それには、次のような経緯があった。

この国連行動計画を詳細に読んだ市民グループや人権団体から、質問や抗議が国連事務局に殺到した。イルミナティの人類〝家畜支配〟計画を、巧妙に〝アジェンダ〟に潜ませたが、思わぬ騒ぎを巻き起こしてしまったのだ。

そこで〝かれら〟がとった手段は、いうまでもない。

問題の箇所を巧妙に削除して、とりつくろったのだ。

だから、現存する〝アジェンダ21〟文書のどこを探しても問題箇所は〝消え失せて〟いる。

〝やつら〟は、それくらいのことは平気で、平然とやる。

そのいい例が、安倍前政権の森友学園問題への公文書ねつ造という姑息な対応だ。

〝闇の勢力〟が、密事が露《あらわ》になったときまっさきに行うのが、証拠隠滅なのだ。

ワクチンの正体は人類抹殺の〝大量破壊兵器〟だ

●あらゆる手段で不妊強制

「……世界人口を半分に減らす必要がある」

国際政治学者のヘンリー・キッシンジャーは、一九七八年、ビルダーバーグ会議で堂々と言い放った。

〝やつら〟が人口削減を人類支配の最大目標としている証拠を、さらにあげる。

……米バラク・オバマ政権で、大統領補佐官（科学技術担当）をつとめたジョン・P・ホルドレンという男はさらに悪質だ。世界一の大国の中枢にいながら、「地球に最適な人口は一〇億人である」と堂々と主張しているのである。

ホルドレンが一九七八年に著した共著『エコサイエンス』（未邦訳）では、その具体的な方法まで提案している。

①食料、飲用水への不妊剤の混入、②投薬による大規模な不妊化、③強制的な妊娠中絶の実施、④政府による新生児の没収、⑤妊娠防止用・体内インプラント埋込み

まさに悪魔的〝間引き政策〟である。それを米国大統領補佐官が堂々と著書で主張しているのだ（『ワクチンの罠』より）。

あのビル・ゲイツも、公の席で堂々とこう主張している。

「……ワクチン投与で、少なくとも一〇～一五％の人口削減が可能である」（二〇一〇年二月、講演記録）

しかし、今回の新型コロナワクチンの殺傷能力は、そんなものではない。

●ワクチン幻想の〝悪夢〟

そもそもワクチンには、開発されたときから「感染症の予防効果はない」。それに対して、感染症の悪化効果は数多く証明されている（拙著『コロナとワクチン』参照）。

製薬会社、各国政府は、その〝真実〟を、とっくの昔に知っている。だから、これまで、伝染病が終息してから、こっそりワクチンを打って、ごまかしてきたのだ（図6-1、214ページ）。

それだけではない。さらにワクチン注射で、体内にできた〝抗体〟がぎゃくに悪さをする。感染症は悪化する。これがＡＤＥ（抗体依存性感染増強）だ。もともとウイルスなど病原体と戦うはずの〝抗体〟が、ウイルス増殖や症状悪化を加速してしまうのだ。

さらに、接種をした人が、標的の病原体で発病すると厄介だ。接種してない人より、かえって悪化することもある。「ワクチン関連疾患増悪」（ＶＡＥＤ）という症状だ。

これら全体をひっくるめて「ワクチノーシス」（ワクチン症候群）と呼ぶ。

ワクチンを打たなければ、ぜったいにかからない。まったく健康で過ごせるのだ。

〝予防接種〟という催眠術に、人類は二〇〇年以上だまされてきた。

このワクチン幻想の〝悪夢〟から、今すぐ、目覚めるときだ。

ロックフェラー財団は一〇年前からパンデミック計画

●綿密に計画されたコロナ危機

〝やつら〟の陰謀の一端を暴露する。

二〇〇九年五月、ロックフェラー大学総長、ポール・ナースの自宅で秘密会議が開催された。そこには大富豪や大物政治家など〝闇勢力〟の面々が揃った。そのなかには世界的投資家ウォーレン・バフェット、前ニューヨーク市長マイケル・ブルームバーグなどが集った。ビル&メリンダ・ゲイツ財団の前CEO、P・ストーンサイファーも参加していた。

極秘会議のテーマは、ずばり「人口削減」――。

この問題にもっとも熱心だったのが、ゲイツとバフェットだ。

〝やつら〟が、いかに人口削減にご執心だったかは、以下からも判る。

ロックフェラー財団が二〇一〇年五月に出した「報告書」は、こう〝予告〟している。

「――二〇一二年に、パンデミック（感染爆発）が発生して、全人口の二〇％が感染し、八〇〇万人が死亡する。その過程で、以下のことが行われる。▼マスクの着用、▼駅やスーパーなどでの強制的体温測定、▼「生体ＩＤ」携帯義務化。こうして人々は、主権とプライバシーを放棄する。この管理システムは、パンデミック後も続く」

ここに描かれていることは、まさに現在の世界そのものだ。

なんのことはない。〝闇の勢力〟は、一〇年以上も前から立案していた〝やつら〟の「計画」を、実行に移したにすぎない。

●家畜のように人類を間引き

二〇二一年三月一一日、ＷＨＯ（世界保健機関）は「〝ＣＯＶＩＤ-19〟が蔓延している」とパンデミックを宣言した。そして、多くの国々がロックダウン（監禁政策）を実行した。日本でも「自粛」が強要され、アッというまに世界は「収容所」と化した。

それと同時に、全世界でワクチン接種の推進・強制が強行されている。

〝遺伝子ワクチン〟なるものは、「安全性」も「有効性」もまったく不明だ。

なのに、この〝ワクチン〟なる〝毒薬〟を、ＷＨＯなど国際機関も、各国政府も、メディアも、学界も、必死で国民に打たせようとしている。

なぜ、こんなバカなことが行われているのか――。

〝闇勢力〟の人口削減「計画」を知れば、すべての謎が一瞬で氷解する。
〝やつら〟は人類を、家畜のように間引きしようとしている……！

●全人類に打つまで終わらない

「……今回の騒動では、社会が収容所化、生産活動や商業活動がマヒ、多くの企業や店の経営が悪化。必然的に失業者やホームレスが増加し、そして、自殺者も増え、教育システムも混乱している。しかし、バフェットも言っているように、富豪と結び付いている大企業はパンデミックで利益を得ている。苦しんでいるのは中小企業や個人だ。つまり、富の集中が急速に進む」（サイト「阿修羅」）

まさに、〝やつら〟の計画どおり――。

二〇二一年二月一九日、G7の首脳たちがオンライン会議を開いた。

参加したのは、米、英、仏、独、加、日の六か国とEU首脳だ。

その後、ドイツのメルケル首相は、記者団に宣言した。

「……パンデミックは、全世界の人々が、ワクチンを接種するまで終わらない」

〝やつら〟は、こうして堂々とホンネを言っている。

つまり「全人類にワクチンを接種させることが、パンデミックの目的」と、言っているのだ。

これが全人類「モルモット計画」の全容だ！

●「研究計画書」全チェック

ここで、冷酷非道な全人類「モルモット計画」の全容をあばいておく。

その内容を解説してくれるのは、自然療法士ルイ氏だ。

彼は「自然療法大学」の名で、SNSで情報発信を行っている。

情報源は、米国政府、ファイザー社などが公表している「公式記録」に依る（以下、ルイ氏解説）。


……ファイザー社が製造しているコロナワクチンの治験、臨床試験について見ていきます。医薬品の治験、臨床試験について情報提供サイト「クリニカル・トライアル」があります。これは「米国立衛生研究所」（NIH）と「米食品医薬品局」（FDA）が共同で、「米国立医学図書館」（NLA）を通じて、現在行われている臨床試験に関する情報を提供するデータベース。二〇二一年六月現在、約八万件医薬品に関する研究が掲載されています。

ファイザー製コロナワクチン（mRNAワクチン）の治験、臨床試験を「クリニカル・トライアル」で見ていきます。

ファイザー製造コロナワクチンの治験・臨床試験文書。そのタイトルは——。

『健康な人を対象としたコロナウイルスに対するRNAワクチンの「安全性」「忍容性」「免疫原性」および「有効性」を説明するための研究』

基本的には現在〝感染していない〟人に対して、ワクチンを打つのです。

それで〝健康な人〟と書いています。

●責任は企業・スポンサーに

さらに、こうあります。

「……この研究の安全性と科学的妥当性は、研究スポンサーと研究者の責任である。研究を掲載しているが、『米国連邦政府によって評価された』という意味ではない」「臨床試験のリスクと利益を理解し、（治験者として）参加する前に、医療従事者に相談してください。詳しくは『免責事項』をお読みください」（同文書）

これは、「治験や臨床リスクなど情報を掲載しているから、これを見て疑問に思うことがあったら、医療従事者に聞いてください。すべての責任は、アメリカ政府ではなく、治験や臨床試験を行っている研究者とスポンサーにある」ということです。

列記されているスポンサー名は、バイオンテック社、協力者がファイザー社。通常は、この二者が責任を負います。ワクチンは、バイオンテックというドイツの会社との共同開発で作られたのです。だから、同社も名を連ねている。

〝安全〟か？　〝猛毒〟か？　ファイザーも判らない

●人類モルモットで実験中

ルイ氏：この研究に一一歳以下が対象となるような記載はないので、治験が終了するまでは、一一歳以下は接種することはないと思います。

フェーズ1、2、3は、日本では第一相試験、第二相試験、第三相試験点と言われます。フェーズ1は「臨床薬理試験」とも呼ばれ、「人間に初めて投薬される」時に行われる試験。フェーズ2はフェーズ1の試験データを参考に、さらに深く追求する試験。

これら治験を終えて市場に流通するようになる医薬品ですが、流通してから発ガン性があることなどが判明して使用中止になる医薬品が沢山あります。治験を終えた医薬品でも、時代が変われば危険なものと判断されるかもしれない。だから試験中の医薬品は〝安全〟なのか、〝猛毒〟なのか、はっきりした情報は、まだ誰にも判っていません。

「安全性」も「有効性」もまだ誰も判っていない。しかし、ファイザーを信じて接種したい方は、接種すればいいですし、人類が初めて接種するRNAワクチンに半信半疑の方は、接種するのを待ったほうが賢明です。

●ワクチン打つのは死に損

ルイ氏：「試験」といえば聞こえはいいけど、「同意書」にサインをしてもらって行うことのできる試験なので、〝人体実験〟ということです。

ワクチンを接種された方が亡くなった。重篤な副作用が出た。それは、データとして集計されるだけです。このデータベースは、治験や臨床試験の内容や結果を見るものです。だから、今後どのような情報が追加されていくか注視する必要があります。

このような治験ワクチンを接種して、生命保険などもらえるのか、確認しておいたほうがよいかもしれません。

（筆者：おそらく死んでも生命保険はもらえないだろう。打った人は二年以内に死ぬ、と言われている。支払っていたら保険会社が潰れる。政府はワクチン死者に四四二〇万円支払う、と言って、一円も払っていない。『評価不能』などと突っぱねている。これも正直に払ったら国庫が破綻する。だからワクチンを打つのは死に損だ）

「コロナウイルス存在証明はない」公式に認める

●無いウイルスで馬鹿騒ぎ

ルイ氏：そもそも、厚労省や東京都などが、『公文書』で「新型コロナウイルスが病原体であることは証明されておらず、新型コロナウイルスが存在していると証明できるエビデンス（証拠）はない」と、正式に言っています。

（筆者：これは「コロナウイルスは存在しない」ことの証明だ。世界は存在しないウイルスで馬鹿騒ぎを繰り広げている）

「存在が確認されていない」から、従来のワクチンのように、不活化されたウイルスやトテキソイドというウイルスの毒をワクチンに入れることもできません。

ｍＲＮＡをワクチンに使用するしかないのです。

私（ルイ）が、わかっている範囲では――厚労省、文科省、国立感染症研究所、青森県、東京都、石川県、京都府、兵庫県、福岡県、熊本県、鹿児島県――は、「新型コロナウイルスの存在は証明できない」と言っている自治体です。

●呼吸、汗、皮脂で感染

ルイ氏：ワクチン接種者の呼吸や、汗、皮脂に〝スパイクたんぱく〟が含まれてしまい、他人に感染させてしまうほど、〝スパイクたんぱく〟が血液に入り、各臓器に蓄積されてしまうことを、ファイザー社自身が公表しています。

各臓器に蓄積される、ということは――**臓器障害を起こす**――ということです。

第三者が勝手に言っているのではありません。

ワクチンを製造しているファイザー社が、そのようなデメリットを公表しているのです。ファイザーの文書に目を通すことのない医療関係者の意見は、安易に信用しないほうがいいかと思います。テレビなどの（マスコミ）情報も信用してはいけません。（解説、以上。「自然療法大学」より）

〝闇勢力〟はついに牙を剥《む》いた

ワクチン注射すると、接種した人の息、汗からも感染源の〝スパイクたんぱく〟が撒き散らされ、接種者が周囲に感染させる〝スプレッダー〟となる。すると、ネズミ算式に〝ゾンビ〟は増え続ける。つまり、感染は線ではなく面で、さらに立体的に爆発する……。

それをファイザーが最初から認め、計画していたことが、そら恐ろしい。

満員電車を思い浮かべてほしい。車両にいる乗客の半数近くは、すでにワクチン接種者だ。この空間にいることで、ワクチンを拒否してきた人も、接種者の吐息で〝感染〟してしまう。

あなたは、「ディーガル報告」（168ページ）に打ちのめされるだろう。

二〇二五年の地球人口の予測だ。アメリカは二億人以上が死亡し、人口は三分の一になっている。日本は二三〇〇万人が死ぬ。五人に一人が死亡する。

絶望の未来は、まさにコロナワクチンの注射から始まる……。

第3章　ショック死、血栓、脳出血、流産、自殺、顔面マヒ……

――これらは、未来の「悲劇」の始まりにすぎない

〝なかったこと〟にされるワクチン被害

●アメリカのワクチン被害報告

「……危険なのは、接種直後の副反応だけではありません。阿鼻叫喚が始まるのは二年〜三年後なのです！」（『コロナワクチンの恐ろしさ』成甲書房）

〝闇の勢力〟の人口削減プログラムは、着々と進行している。

二〇二一年六月の時点でも、ワクチン犠牲者たちが爆発的に増えている。

アメリカでは、ついに公的報告で死者が一万人を突破した……（「ＶＡＥＲＳ」集計）。

この「ＶＡＥＲＳ」とは、どんな組織か？

アメリカのＣＤＣ（米疾病予防管理センター）とＦＤＡ（米食品医薬品局）が共同で運営する、「ワクチン有害事象報告制度（Vaccine Adverse Event Reporting System)」の英文頭文

■実際被害は報告数の100倍超も存在する

表3－1

症状	件数
①死亡	10,991
②入院	30,781
③緊急治療	59,402
④登院	82,535
⑤アナフィラキシー	2,487
⑥ベル麻痺	2,885
⑦流産	1,073
⑧心臓発作	3,906
⑨心筋炎 / 心膜炎	2,466
⑩身体障害	9,274
⑪血小板減少症	2,552
⑫生命の危うい状態	8,832
⑬重度のアレルギー反応	19,814
⑭耳鳴り	5,422

OpenVAERS July 9, 2021
http://www.openvaers.com/covid-data#death-model

字を連ねたものだ。

とくにCDCは、偽パンデミックから毒ワクチン接種まで、アメリカのコロナ・パニック演出の司令本部の役割を果たしている。

ワクチン接種は〝かれら〟、つまりディープステートによる人口削減「計画」そのものである。

まず正確な被害者数を公表するわけがない。

●〝被害〟はなかったことに

だから、「VAERS」報告の死者一万九九一人に驚愕してはならないのだ。

そもそも、医療事故や副作用報告には重大なカラクリがある。

現場の医師に、いかなる報告義務もないのだ。

報告するかしないかは、医師の判断に任されている。報告しなくても何ら罰則はない。

考えてもみて欲しい。医療事故、副作用の発生は、医者や病院にとって、もっとも隠したいことだ。発生を認めると、それは責任問題に直結する。情報が外に漏れれば信用問題となる。遺族に漏れれば補償問題となる。訴訟沙汰にもなりかねない。

だから、医者は〝本能的〟に医療事故を隠蔽する。副作用を無視する。

つまり、〝なかったこと〟にする。

アメリカのワクチン犠牲者、実は一〇〇万人!?

●副作用報告する医師は一％未満

そんな医師たちが、自らの医療行為で発生した死亡事例や副作用例を、公的機関に進んで報告するなど、ありえない。

あえて報告するのは、ヒューマンで社会正義感のある、ごく一部の医師のみである。

興味深い指摘がある。ある調査によれば、医師が自ら体験した副作用を公的機関に報告する確率は、約一％未満という。一〇〇人に一人以下だ。

残り九九％超の医師の〝被害者〟は、永遠に闇に葬られることになる。

この冷厳な事実を頭にいれて、再度**表3-1**を見てほしい。

冒頭の死者一万九九一人。これは約一〇〇倍して、じっさいの被害者数となる。

だから、アメリカのワクチン犠牲者は、公表一万九九一人×一〇〇倍超の一〇九万九〇〇人強が、現実の数となる。

●厚労省発表の読み方

この統計マジックは、日本も同じである。

厚労省コロナワクチン〝副反応〟報告について――。

接種四時間以内に発生したアナフィラキシー（急性アレルギー）などについては例外的に報告義務を定めている。しかし、それ以外は義務なし。報告せずともなんの罰則もない。すべては、医者の〝裁量〟に任されているのだ。

そこには、暗黙のメッセージがこめられている。

「できるだけ報告しないでくださいね……」

厚労省は二〇二一年七月末で、死者七五一人と公表している。

これだけでも驚くべき犠牲者数だが、報告する医師が一％未満であると考えると、一〇〇倍超の七万五一〇〇人強となる。

「……日本で、ワクチン接種の直後に多数の死者が出ているという事実を軽く考えてはいけません。そもそも多くのワクチンは一〇年、一五年という開発、治験が行われる。それが新型コロナワクチンは一年にも満たない期間で実用化に踏み切りました。リスクについて、きちんと検証されないまま接種が行われているのです」（ローレンス・ハレプスキー医師（米ノース

ポート・ウェルネスセンター）『週刊現代』２０２０／10／24－31）

こちらは、ある男性看護師の内部告発だ。

「……看護師の友人がワクチン接種直後に亡くなりました。しかし、病院は、それを報告せず隠しています」

しかし、ワクチンで七万人死んだ……と、ビックリしてはいけない。

モンタニエ博士の「打てば全員二年以内に死ぬ」という警告を思い出してほしい。

それは、悲劇の始まりの始まり……にすぎないのだ。

直後に襲うアナフィラキシーショック

●インフルワクチンの二〇倍

コロナワクチン注射で、直後に被験者を襲うのがアナフィラキシーショックだ。

「……アレルゲンなどが体内に入ることで、複数の臓器や全身にアレルギー症状が現れ、命に危険が生じうる過敏な反応が出ることをアナフィラキシーという。その中でも血圧低下や意識レベルの低下、失神を伴うなど、重症のばあいをアナフィラキシーショックと呼ぶ。すぐに治療しなければ命を落とすこともある。原因は、食物、ハチによる刺傷、医薬品などがあげられる」（『Doctors File』要約）

ペニシリンなど抗生物質注射でも、まれに発症する。

症状は、まさにショックそのもの。顔面蒼白となる。脈拍も弱まり、最悪、死にいたる。

インフルエンザワクチンなど他のワクチンでもまれに発症する。

しかし、今回コロナワクチンのアナフィラキシー発症率は、その約二〇倍とケタがちがう。

ファイザーワクチンで、一〇〇万回あたり二七〇人の頻度で発生しているのだ。

厚労省は三月二六日、約五八万回接種で一八一人のアナフィラキシーを公表した。

厚労省はコロナワクチン副反応に関して、例外的かつ限定的に〝報告義務〟を明記している。

「注射後四時間以内」の急性症状に限っている。

それは、このアナフィラキシーを想定している。

この〝副反応〟は、接種後ほぼ四時間以内に現れるからだ。

●化粧品原料なので女性に多発

このアナフィラキシーについて、当初、研究者を悩ませるミステリーがあった。

それは、発症が圧倒的に女性が多い……という不可解な事実だ。日本でアナフィラキシーを起こした一〇七名のうち、男性八名、女性九九名と、女性のほうが一二倍強と圧倒的に多い。

研究を進めると、意外な物質が浮上してきた。それが、ワクチンに配合されているポリエチレングリコール（ＰＥＧ）だ。これは高分子化合物で、ｍＲＮＡワクチンを製造するとき、ｍ

ＲＮＡを包む被膜として使われる。

このＰＥＧ、意外な分野で多用されていた。それが、化粧品やヘアケア用品だ。

ＰＥＧは、乳液やローションなど化粧品類に、乳化剤などとして汎用されている。

必然的に、毎日化粧する女性は、皮ふから微量ＰＥＧが吸収されている。そこに、コロナワクチン注射をすると、激しいアレルギー反応を誘発する。

これは、スズメバチに刺されると、二度目に激しいアナフィラキシーショックを発症することと似ている。

●精子、卵巣攻撃で生殖障害

ＰＥＧの毒性はアナフィラキシーだけではない。

「……子宮頸ガンワクチンに含まれるポリソルベート80も、ファイザーワクチンに含まれるポリエチレングリコール（ＰＥＧ）も、どちらも血液脳関門（ＢＢＢ）を超えて、脳に侵入します。とくにＰＥＧは、脳関門を突破して脳に影響を与えつつ、卵巣にも影響を与える。こんな二重効果をもつ物質は、探してもそれほどない。ＰＥＧは『生殖機能に対し、より毒性』の研究論文は（左のように）山ほどあります」（サイト「In Deep」）

論文Ａ「ＰＥＧ共重合体のラットにおける生殖毒性の研究」

論文Ｂ「マウスのＰＥＧによって誘発される雄媒介生殖毒性の評価」

論文C「生殖と発達への影響：エチレングルコールと、そのエーテル」

このうち論文Cは、「エチレングリコール代謝物は、生殖毒物である」と結論づけている。

さらに、このような記述もある。

「PEGをオスのマウスに投与すると、PEGが投与量に比例して精子の運動性と総数を減少させる」（論文B、エジプト国立研究センター）

つまり、PEGは脳と卵巣と精巣を〝攻撃〟するのだ。

一方は脳障害を起こし、残り二つは生殖障害を引き起こす。

そのPEGが、ファイザーワクチンなどには大量に含まれているのだ。

●「ベル麻痺」顔半分がマヒ

副反応被害症状⑥、「ベル麻痺」という聞き慣れない病名が目に付く。

これは、脳性マヒの一症状。顔の半分が引きつり麻痺する（**写真3-2**）。じつに異様で、気の毒な症状だ。

全身の筋肉は、脳から神経を通じて送られる〝筋電流〟の刺激で収縮を行う。

その〝筋電流〟が乱れれば、筋肉運動も乱れる。いわゆる痙攣《けいれん》が起こる。

「ベル麻痺」の原因も、ワクチン接種後、〝スパイクたんぱく〟が脳に飛んだからだ。

そして、顔面の筋肉を制御する運動神経の脳野を障害した。

■ベル麻痺：脳に血栓ができ脳性マヒを発症

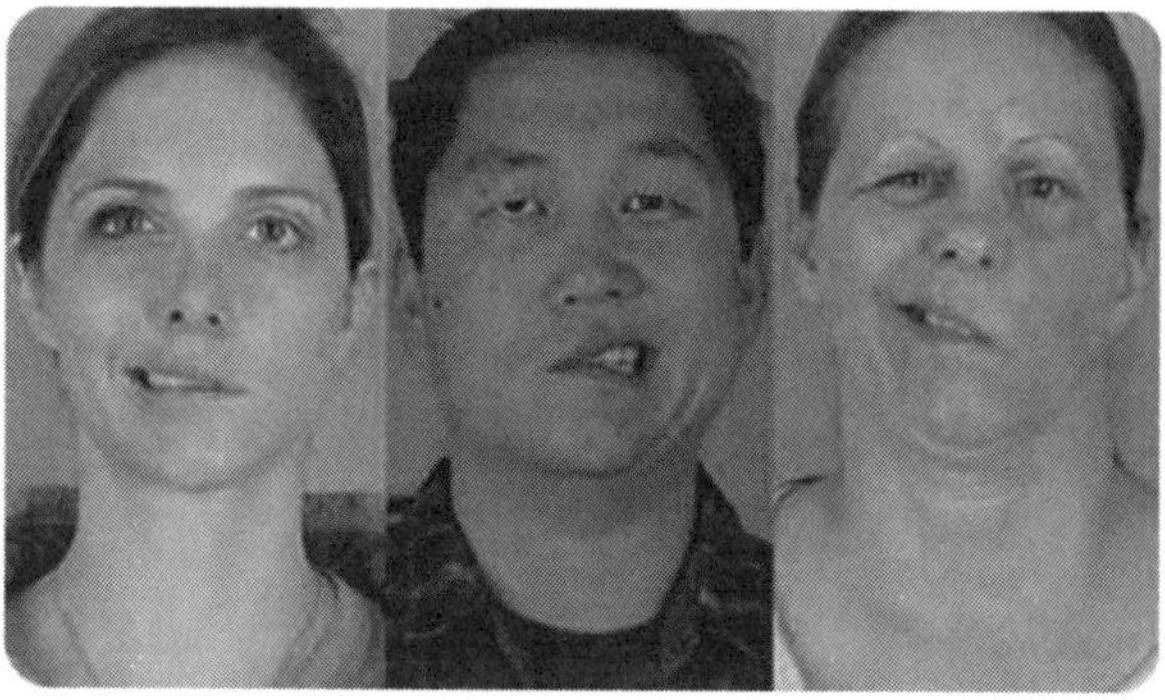

写真3－2

そこで、脳動脈に血栓をつくり、血行障害を発生させ、一部脳細胞が酸欠となり死滅。

そのため、顔面マヒが起こったのだろう。

他の筋肉の運動障害より、はるかに顔面マヒが多発している。それは、その部位が〝スパイクたんぱく〟などワクチン成分の攻撃に対して、とりわけ脆弱だからだろう。

その他の多様な症状も、多くは〝スパイクたんぱく〟が引き金の血栓による血行障害が原因だ。

●四日前にワクチン接種して二五歳は、いきなり車から飛び下りた

さらに悲惨な例が、自殺だろう。

厚労省の報告書より紹介する。

Aさん（二五歳）はワクチン接種後、病院内で医薬品を無断で持ち出している行為を発見され、暴れ、取

り押さえられる事件を起こした。精神科診察により、妄想状態、精神障害と診断され、精神科病院に家族が自家用車で搬送中に、家族の制止を振り切って飛び下り、死亡。

これまで精神疾患の既往はなく、通常に勤務。この行為の四日前（金曜日）に新型コロナワクチン（ファイザー製）接種を受けている。土、日の行動は不詳であるが、三八℃の発熱はあったらしい。前日二六日（月）は三七・一℃の微熱があり、（職場で）休息指示を受けた。事象発生日当日（火）も、三七・九℃の発熱あり。ワクチン接種が誘因となった疑いを否定できない（報告書より）。

──筋肉注射されたワクチンは、肩の筋肉にとどまらない。血流に乗って全身に分布することが確認されている。当然、脳にも到達する。

「ベル麻痺」のように顔面筋を支配する脳野が侵されれば、筋肉の異常収縮で顔面麻痺が起こる。同様に、理性的判断を行う前頭葉が侵されれば、異常行動が誘発される。

「……父親が運転する車のドアをいきなり開け、車外に身を投げた息子は、高速道路で後ろから走ってきた中型トラックにはねられ、わずか二五年の生涯を終えた──」（サイト「阿修羅」）

「腕が痛い」と言いつつ、翌日突然死

●「ワクチンとは無関係」と医師

「……父はワクチンを打った翌日に息を引きとった」

そう語るのは犠牲者Bさんの三男だ。

二〇二一年六月一〇日、川崎市在住のBさん（七一歳）は、亡くなる前日の六月九日、大規模接種会場で一回目のワクチン（モデルナ製）の注射を受けた。

「ワクチン接種と父の死には、関連があるのではないか？」

遺族は不安に思い、警察もまたBさんの死亡について、外部の医療機関に委託して検査を行った。

その結果、Bさんの死とワクチン接種との間には「関連がない」と結論づけられた。

遺族は「死因を調べた検査結果」が厚労省の「ワクチン副反応検討部会」で活用されるように望んだ。

しかし、担当医師は、当初「報告ケースに当たらない」と遺族側の要求を拒んだ。

三男は、「文春オンライン」の取材に訴えている。

「……私たち遺族は、いつまでたっても『父はワクチンを打ったから死んだのではないか？』

という疑念を拭い去ることができません。国はもう少し手厚い体制を整えるべきではないでしょうか」

●泡を吹いて仰向けに倒れた

Bさんの妻が証言する。

「……翌日の夕方には、日課の散歩に行きました。その間も、ずっと『腕が痛い』と言い続けていました。二〇時半ごろ、寝る前にトイレに行ったのですが……」

しばらくして妻が部屋を出ると、Bさんがトイレの前で仰向けに倒れていた。

「……主人は泡を吹いていて、搬送先の病院で二三時四三分、死亡が確認されました。あまりに突然で、その時は何も考えられなかったのですが、徐々に『もしかしたら、前日に打ったワクチンが原因だったのでは？』という思いが大きくなっていったんです」

「死因は一〇〇%ワクチンと無関係」（検査医）

●厚労省には報告しない

Bさんの遺体は一一日未明、警察が委託する医療機関に搬送された。

三男が証言する。

「……『死因は心臓によるもの。詳しい検査のため三～四日後に連絡します』と警察から伝えられました。医療機関はCTや血液検査をしたようで、解剖などはありませんでした」

最終的に、検査した医師から死因について電話で説明があった。二週間後だった。

死因は「虚血性心疾患の冠状動脈硬化症」。

さらに、この警察医療機関の検査医は、こう断言した。

「ワクチンとBさんの死亡には、一〇〇％因果関係はありません」

三男は、不信感を募らせた。

「……詳しい検査結果も見せてもらえず、ただ一方的に一〇〇％と言われても……」

追いかけるように、神奈川県警高津署から連絡があった。

「Bさんの死亡事例は、厚労省に報告されない」

遺族は耳をうたがった。だれでも、あぜんとする。

●悪質なホンネと建て前

政府は表向き、こう説明している。

「……接種の副反応を調べるために、国は接種後に亡くなったケースについては、できるだけ厚労省に報告を上げるよう各医療機関に働きかけている」

三男は、さらに不信感をつのらせる。

「……警察は『報告を上げる〝基準〟にたっしていない』というのですが、肝心の〝基準〟が何なのかは教えてもらえません。疑問に思い調べてみると、父と同じ『動脈硬化症』で亡くなった方で、厚労省に報告され、因果関係が『評価できない』という結果になったケースもありました。接種後、自殺で亡くなった方さえ『接種後の死亡』ということでワクチン副作用を調べる調査に含まれていた。父のケースが報告されないなんて、とても納得できません」

●〝ワクチン被害〟潰し

警察側は、さらに不可解な対応をくりかえす。

七月八日、高津署で遺族と警察、遺体の監察医の三者で「話し合い」の場がもたれた。

そこで医師は、「ワクチンによるアナフィラキシー反応は確認できておらず、厚労省に報告を上げる必要はない」と再び強弁した。

遺族側が「アナフィラキシーでなくとも報告されているケースがある」と説得すると、医師は当初は「医者によって判断はちがう」と答えていたが、最後には「遺族がそこまで言うなら」と厚労省に報告することに同意した、という。

「……ワクチンの〝副反応〟を調べているはずなのに、遺族が『お願い』しないと報告されない。なぜかと思いました」（三男、以上「文春オンライン」より）

この例からも、病院と警察の間で、〝ワクチン被害〟隠しが行われていることは、まちがいない。

「できるだけ、ワクチン被害は表に出すな」

そして、コロナについては――

「厳密な死因は問わず〝コロナ死〟にせよ」

まさにダブルスタンダード。悪魔の手の内は、かくもロコツだ。

Bさんの死因は、外見は心筋梗塞だ。冠状動脈に血栓が詰まり、急死した。

ここで、血栓がキーとなる。新型コロナワクチン注射により、体内で〝スパイクたんぱく〟が大量に増産される。そのトゲトゲは、全身の血管内皮に〝刺さり〟血栓を作る。

すると血流が阻害される。つまり、前身の血管が〝詰まる〟……。

Bさんの心筋梗塞も、その症状の一つだろう。

元気だったのに二回目接種後「敗血症」で急死

●「全身が痛い」と言い残し

宮崎県の八六歳の女性Cさんは、ワクチン接種後二日目に死亡。

死因は「敗血症」と診断された。身近に住む姪が語る。

「……二回目のワクチンを打つまで叔母は、伯父の介護をしながら炊事、洗濯を一人でこなすくらい元気だった。急に亡くなるなんて信じられません」

Cさんは、かかりつけの病院で一回目のワクチンを五月二日に打った。

「叔母は、翌朝に三八℃近い高熱を出しました。ただ一日で治まったので、二三日に二回目の接種も行ったのです。翌日は『全身が痛い』と訴えていましたが、本人は『大丈夫』と言っていたので、様子を見ることにしたんです」

それから二日後、事態は急変した。訪問看護師から「Cさんの意識がない」と急報があった。Cさんは、机に突っ伏した状態で発見された。病院に搬送された後、意識を取り戻したが、翌日、体調は急変。親族が見守るなか息を引き取った。

担当医により、「死因」は「敗血症」と診断された。

これは、細菌やウイルスが体内で増殖し、多臓器不全を起こして死亡するもの。

C子さんの姪は、納得がいかず悔しがる。

「ワクチンが原因ではないのか、と担当医に聞いても『わからない』の一点張り。でも、私たち親族は、ワクチンのせいだと思っていますし、なぜ叔母の接種を止めなかったのか……後悔しています」（『週刊現代』２０２１／７／３）

脳卒中の死亡リスクは一二〇倍に激増

●脳出血、血管病死が多発

ワクチン接種直後の急死例として、脳出血など血管病死が多発している。

わが国でワクチン最初の犠牲者となった二六歳の看護師女性も、クモ膜下出血で急死している。本人は、周囲に「打ちたくない」ともらしていたという。しかし、医療従事者というだけで、強制的に注射に追い込まれ、二〇代の若さで命を終えた。無残である。

厚労省は二〇二一年四月九日、コロナワクチン接種後、医療従事者が短期間に六名死亡したことを公表した。うち四人が女性で、全員、出血性脳卒中だった。

これは、脳内出血とクモ膜下出血を併せた病名だ。

接種後、わずかな期間で、同じ病気で四人も急死……。亡くなったのは現役で働く健康な医療従事者だ。年齢も若い。総死亡率で比較すると、接種した女性たちは、一般人口女性より一二・五倍も健康と推定された。

元気いっぱいの若い看護師さんたちが、ワクチン注射直後に四人も脳卒中で死亡した。

まさに、異常事態だ。

●脳卒中リスクは一二〇倍！

ＮＰＯ法人医薬ビジランスセンターの発行する『薬のチェック』編集委員会は、独自にこのケースを分析している。

「……年齢を考慮すると、健康度を無視しても（死亡した）ワクチン接種女性は一般人口の同年齢女性よりも、約一〇倍、出血性脳卒中による死亡率が高いと推定されました。したがって、健康度を考慮すると女性では、ワクチン接種で、出血性脳卒中死亡の危険度が約一二〇倍高まると推定されます」

つまり、ワクチン接種後に出血性脳卒中で死亡した医療従事者の女性四人は、通常に暮らしていた時に比べて、ワクチン接種をしたため、脳卒中リスクは一二〇倍もハネ上がった！

これは、新型コロナワクチン「リスク評価」に、決定的データとなる。

ワクチンは五ステップで襲いかかる

●最後はＡＤＥでとどめを刺す

コロナワクチン被害は、次の五ステップで発症する。

(1) アナフィラキシーショック

（２）全身的な血栓症と同症候群

（３）〝スパイクたんぱく〟の障害

（４）配合成分による毒性症状

（５）ＡＤＥ：抗体依存性感染増強

無論、これらは単独ではなく、複合的・相乗的に発症する。

（５）のＡＤＥは、別名、免疫暴走（サイトカイン・ストーム）と呼ばれる。自らを守るはずの免疫機能が混乱・暴走して、ヒトを攻撃してくるのだ。

わたしは『ワクチンの罠』（前出）以来、「ワクチンの正体は生物兵器」「目的は本人を殺すこと」と断定している。

一九七二年、はからずもＷＨＯが極秘文書で「ワクチンを偽装した生物兵器を開発する」と明記している。語るに落ちるとは、まさにこのことだ。

ＷＨＯ自体が、ワクチンの真の目的を認めているのだ。

●副作用でなく本作用

イギリスのテレサ・ローリー博士は、コロナワクチンの有害症状を以下のように分類している。

A：出血、凝固、虚血性の副作用
B：免疫システムを害する副作用
C：「痛み」等を引き起こす副作用
D：神経学的な見地からの副作用
E：視覚、聴覚、発声、嗅覚喪失
F：生殖・妊娠（流産）の副作用

「……この『副作用』という言葉を『本作用』と置きかえると、ものすごい〝万能損傷薬〟であることに驚かされます。ローリー博士の詳細なデータの中で、目を引くのが『女性固有の障害』です」（「In Deep」）

「有害事象」（厚労省報告）の上位五位は、以下のとおり。

①血管障害、②生殖と乳房の障害、③神経系障害、④血液疾患、⑤心臓障害

こうしてみると、コロナワクチン被害の全体像が見えてくる。

流産率八二％、妊娠初期に異常に増加

●ワクチンが妊婦、胎児に影響

「……新型コロナワクチンを打つと、八二％以上流産する」

警鐘を鳴らすのは崎谷博征医師。彼は一貫してこのワクチンの妊婦や子どもへの影響を警告してきた。

彼は海外医学誌に掲載された記事を紹介する。

「妊婦へファイザー、モデルナの〝遺伝子ワクチン〟（ｍＲＮＡワクチン）を接種したあと、何が起こったか？」

『ニューイングランド・ジャーナル・オブ・メディスン』誌（Med 2021:383.2273.2282）には、衝撃結果が掲載されていた。

それは、アメリカのワクチン被害報告「ＶＡＥＲＳ」のデータを解析したものだ（二〇二〇年一二月四日〜二〇二一年二月二八日）。

同誌は、ワクチン接種による流産率の増加に注目している。

●〝自然流産〟ではなかった

ワクチン注射した女性の流産報告は、八二七件ある。

そのうち、妊娠二〇週未満での流産は一〇四人（一二・六％）だった。

これらは、妊娠初期であり発生率が低いので〝自然流産〟とされている。

ところが「ＶＡＥＲＳ」によれば、七〇〇人は「妊娠後期に接種」と記されている。これは、妊娠後期（二八週以降）に接種した女性たちだ。だから、初期流産はありえない。

「……したがって、〝自然流産〟とされた実際の（初期流産の）割合は八二七名マイナス七〇〇名……つまり一二七名中の一〇四人となる。これは（妊娠前期全体の）八二％という高率の流産率となります。分母のごまかしがあったのです」（崎谷博征医師）

詳細を見れば、七〇〇人の女性は妊娠後期に接種しており、妊娠初期に発生する自然流産ではありえない。だから、これら女性を除いて、妊娠初期の自然流産の発生率を計算すると……驚きの八二％になった。通常は一〇％。だから、八倍以上も流産することになる。

●胎児も影響を受ける

ちなみに――。出産できた子どもはどうか？

未熟児：六三六名中六〇名で、全体の九・四％

低出生体重児：七二四名中二三名で、全体の三・二％
出生児奇形：七二四中一六名で、全体の二・二％

崎谷医師は、次のように考察する。

「……今回の研究では、比較対照となるコントロール群が設置されていません」

コントロール群とは、同じ年齢層、人種で〝遺伝子ワクチン〟を同じ時期に接種していない集団である。

「……コントロール群がないので、（「VAERS」は）〝遺伝子ワクチン〟が、どれだけ妊婦に悪影響が及んだかを議論することができない、としています。しかし、過去にも触れたように、〝遺伝子ワクチン〟による流産など有害事象は明らかに増加しています」

「この論文でも記載されているように、『VAERS』は著しい過少報告数（一％未満）であることなどを踏まえて、妊婦への〝遺伝子ワクチン〟接種は、安全とは言い切れない」

「インフルエンザワクチンでも流産リスクが高まります。今回は、ナノ粒子を使用した遺伝子注射で、公表されているデータだけで八二％の流産率です。ナノ粒子そのものが、ホルモン系や生殖器系にダメージを与えます」（「フェイスブック」要約）

「すべての女性を不妊にする！　即時中止せよ」（イードン博士）

●全員が永久に不妊症になる

「新型コロナワクチンは、接種した女性を永久に不妊にする。即時中止を求める」

イードン博士は、欧州医薬品庁に緊急要請を行っている。

この告発はショックだ。おだやかではない。

博士が不妊の原因物質としてあげるのが、ワクチンに含まれる〝スパイクたんぱく〟だ。

遺伝子ワクチンは、体内に注射されるとｍＲＮＡなどが体内で大量の〝スパイクたんぱく〟を増産する。

この〝スパイクたんぱく〟が「毒素」であることは、もはや医学界の常識だ。

その毒性の一つが、不妊の誘発なのだ。

なぜ、〝スパイクたんぱく〟が不妊症を引き起こすのか？

〝スパイクたんぱく〟は、シンシチンというたんぱく質で構成されている。

そして、シンシチンは、人間の胎盤形成にも不可欠な成分なのだ。

●スパイクと胎盤成分は共通

ここでコロナワクチンのパラドックス（矛盾）が生じる。

その原理は、体内にコロナウイルスのトゲトゲ（スパイク）の遺伝子情報（ゲノム）を筋肉細胞に注入する。そこで〝スパイクたんぱく〟を大量に生成させる。

すると、ヒトの免疫システムはそれを抗原とみなし、〝抗体〟を産生する。こうしておけば、〝COVID-19〟が体内に入ってきたとき、事前に準備しておいた〝抗体〟が、ウイルスを攻撃、合体して無力化する（抗原抗体反応）。

しかし、果たして、そんなにうまく行くものだろうか？

高橋徳博士は、それを「屁理屈」と切って捨てる。まさに、それは机上の空論である。

人体は小宇宙（ミクロコスモス）と呼ばれる。その内部では複雑精妙な現象が繰り広げられている。想定外のことが起きるのは当然だ。

その一つが、コロナワクチンによる不妊症の激増である。

●〝抗体〟がシンシチン攻撃

ワクチンで体内に生成された〝抗原〟は、〝スパイクたんぱく〟成分シンシチンを攻撃する。

ところが、シンシチンは胎盤成分でもある。だから、〝抗原〟は、みずからの胎盤も攻撃する。

味方を攻撃する〝誤爆〟だ。

それどころか、体内のシンシチン自体が攻撃され機能しなくなると、胎盤そのものが形成さ・・・・れなくなる。すると――

「絶対に、赤ちゃんを授かることができなくなる」（「In Deep」）

だから、イードン博士は「全女性が不妊になる！」と悲壮な訴えをしているのだ。

「不妊治療とか、そういう段階より大きな問題です。受精や受胎があっても、『胎盤が形成されない』状態では、その後、どうしようもできない。赤ちゃんが育つ場所がつくられないのです」（同）

「生物兵器だ！」「不妊攻撃だ！」二人の女性研究者

●相次ぐ即時中止の要求

イードン博士の「緊急要請書」は、こうだ。

「……ワクチン接種は、新型コロナウイルスの〝スパイクたんぱく〟に対する〝抗体〟を産生すると考えられます。しかし、〝スパイクたんぱく〟にはシンシチンという相同たんぱく質が含まれている。それはヒトなど哺乳類の『胎盤』形成に不可欠。〝SARS-CoV-2〟に対するワクチンは、このシンシチンに対する免疫反応（攻撃）の可能性を除外できない」

「緊急要請」を行っているのは彼だけではない。

「不妊を起こす。ただちにワクチンを中止せよ！」

ＣＤＣに「要求書」を突き付け、公式声明を発表した学者がいる。

シャンシー・チュン・リンゼイ博士だ。三〇年以上、毒物学などの科学的経験を持つアメリカの研究者だ。おどろいたことに、彼女は「不妊ワクチンのプロ」であった。

●ＷＨＯ推進、不妊ワクチン

不妊ワクチンとは、ズバリ「不妊にするために」打つワクチンである。

発展途上国でその接種を大々的に推進しているのが、なんとＷＨＯなのだ。

つまり「不妊拡大運動」。ＷＨＯの名目は「不安定な発展途上国の人口増加を減らす」。

通常の「家族計画」と同じ……と言いたいのだ。

しかし、個人の意思による避妊と、巨大勢力による不妊では、性質はまったく異なる。

ここで使われる不妊ワクチンの正体は、「破傷風トキソイド（ＴＴ）」と「ヒト絨毛《じゅうもう》性ゴナドトロピン（ｈｃｇ）」という二つの成分を結合させたもの。

この不妊ワクチンを注射すると、女性は長期の不妊症になる。

かの〝ワクチン妖怪〟ビル・ゲイツは、「ワクチンで人口の一〇～一五％を減らせる」と公言していた。そしてこれまで、様々なワクチンに不妊剤を混入して接種してきた。ゲイツ自身も告発されている。ところが、そのものズバリの不妊ワクチンも存在していたのだ。

●〝闇〟から〝光〟に寝返る

「……現在、WHO不妊ワクチンは、〝遺伝子ワクチン〟へと移行しているようです。（コロナワクチン中止を求めた女性学者は）この不妊ワクチン開発をしていた経験のある方なんですね。人工的に不妊症を誘発させるプロです」（「In Deep」）

ほんらい敵方の研究者だったのに、義憤にかられて告発側に回ったのだ。

これはイードン博士と同じケースだ。

「……米外科医協会の前会長で女性研究者リー・メリット博士も『生物兵器開発のプロ』で、その経験と知識から『mRNAワクチンは危険だ』と述べている」（同）

こうして、〝闇〟の側にいた良識派が、次々に〝光〟の側に寝返っている。

●生物兵器と不妊兵器の攻撃

メリット博士は生物兵器の専門家であった。

彼女は、mRNAワクチンに対して、スゴイことを言っている。

「……これは生物戦で敵を一掃するもの。予防医療に使うものではない」

不妊ワクチンの専門家であったリンゼイ博士も言い切る。

「……これは不妊を引き起こすもの。予防医療に使うものではない」

そして、リンゼイ女史は、CDCに「ワクチン即時中止」を求める要求書を突き付け、声明を発表している。

ここにも、勇気の声をあげる科学者たちがいる。

「生理不順に……」訴える女性が続出

●生理が止まる、不正出血する

コロナや〝スパイクたんぱく〟は「もともと生理不順を起こす」メカニズムを持っている。

コロナワクチン被害は、女性が圧倒的に多い。米CDC報告でも、副作用報告八〇％は女性だ。アメリカのネット掲示板にも、そういう訴えの書き込みが多い。

もっとも多いのが注射後、急に襲ってきた生理不順だ。
▼一七歳。約二か月前に、ファイザーワクチンを打ったら、生理が止まりました。三月一四日に、それを投稿しました。以来、二か月、生理は止まったままです。ワクチンを打つまで、こんなことは一度もありません。私はバージンです。妊娠していません。どうしたらいいのか、わかりません。
▼四月九日、ファイザーワクチンを打ってから、生理がありまん。私はまちがいなく妊娠はしていません。非常に奇妙なことです。
▼生理が止ってしまった。これが「不妊」に結び付くのでは……と心配です。

――ぎゃくのパターンもある。

▼私の一七歳の娘は二回目のワクチン接種から出血が止りません。

▼ある理学療法士が治療している女性は、一〇年間生理がなかったのに、ワクチン接種したとたん、突然、生理が始まったそうです。

これら生理不順も、コロナワクチンによる副作用であることは決定的だ。

医学専門家がこう結論づけている。

「mRNAワクチンにより血管の収縮と拡張のバランスが阻害される」

このプロセスは、血流調整の大切な部分を担っている。

このプロセスが阻害されると、血流不全が起こる。

血流異常はあらゆる生理障害を引き起こす。

女性たちの多くが訴える生理不順も、その一つといえる。

その時代のすべての女性を不妊にする

●卵巣と精巣が〝攻撃〟される

さらに重大な事実がある。

二〇一八年の論文に以下の記述がある。

「……ACE系が、一部集団で観察された不妊問題に関与している。それは蓄積された一連の証拠によって示される。さらにACE発現の変化は、女性と男性双方の不妊症の根底にある最も重要なメカニズムの可能性がある」

ACEはコロナ〝スパイクたんぱく〟の一部だ。mRNAワクチンは〝スパイクたんぱく〟を増殖させる。するとACEも異常増殖する。この増殖を体内の免疫が〝攻撃〟する。

ACEはもともと、生殖器にも含まれる。だから、自分の臓器を攻撃する自己免疫疾患が誘発される……。これが、男女の不妊症を引き起こす。

攻撃されるのは、女性の「卵巣」、男性の「精巣」だ。

こうしてACE異常は男女の不妊を引き起こす……。

●ワクチンは卵巣を〝攻撃〟

それだけではない。「卵巣がmRNAワクチンとナノ脂質から重大影響を受ける」。

隠蔽されていたファイザー動物実験結果にあった。

ナノ脂質とは、mRNAワクチンを包むPEG（ポリエチレングリコール）のことだ。

「注射後、これらが全身のどの臓器に移動し蓄積するか？」

その結果は、……副腎、肝臓、卵巣、脾臓に突出して蓄積されていた。これらは、他の臓器

（肺）の数十倍も多い。その蓄積量は時間とともに増加する。

「卵巣」への蓄積が突出……ということは、ワクチンの「卵巣」への攻撃が突出しているのだ。

●すべての女性を不妊にする

シンシチン（前出）という成分も不妊に関わる。

これは胎盤形成に不可欠成分だ。しかし、コロナ〝スパイクたんぱく〟にも含まれる。

だから、遺伝子ワクチンで体内に増産された〝抗体〟は、自分の「胎盤」も〝攻撃〟してしまう。だから、胎盤は形成されない……。だから、永遠に子どもはできない……。

「その時代のすべての女性を不妊にする！」

ＣＤＣにワクチン即時中止を求めた科学者は訴える。

「……これらＣＯＶＩＤワクチンは、シンシチンに対する交差（誤認）反応する〝抗体〟を誘発し、出産問題が生じる。それだけでない。妊娠そのものを損なうおそれがある。ワクチンが精子、卵子、胎盤のシンシチンおよび生理たんぱく質と交差反応し、出産や妊娠を低下させる。そう確信する確かな根拠がある」

つまり、新型コロナに感染したとき、それを〝攻撃〟させるために打ったワクチンが、ぎゃくに、生殖機能を〝攻撃〟する〝抗体〟を、大量につくってしまう。

まさに、人間の浅ヂエが生み出してしまった悲喜劇だ。

ある。

〝スパイクたんぱく〟で不妊

米ＣＤＣ報告でも、コロナワクチン副作用報告の八〇％は女性である。

さらに、コロナウイルス〝スパイクたんぱく〟には、もともと生殖不全を引き起こす作用がある。

「……コロナワクチンの〝スパイクたんぱく〟が微小血管損傷を引き起こし、肝臓、心臓、脳に損傷を与える可能性がある」（Ｐ・ウィーラン医師、ＦＤＡに警告）

「……血液循環における〝スパイクたんぱく〟の発見は、献血プログラムに影響を与えるだろう」（ブライドル博士）

「……母親が予防接種を受けた授乳中の乳児が、母乳から〝スパイクたんぱく〟を接種するリスクがある。血液中たんぱく質は、すべて母乳に濃縮される」（同博士）

「……日本から流出した極秘データは、卵巣と精巣に高濃度〝スパイクたんぱく〟蓄積を証明している。妊娠二〇週以内でコロナワクチンを打つと、流産率八二％。通常の流産率は一〇％だ。若者たちを不妊にしたいのか？」（同博士）

「……〝スパイクたんぱく〟は、心臓血管や脳に損害を与える。血管内に入ってしまえば、〝スパイク〟は、血管内に存在する血小板受容体や細胞と結合する。すると血小板凝集を引き起こし、血栓発生や異常出血などを招く」（同博士、「In Deep」）

やはり、〝スパイク〟は危険な猛毒素だ。

●ADE（抗体依存性感染増強）

「……コロナウイルスは免疫細胞マクロファージ（食細胞）に耐性をもつ。捕食された食細胞内で増殖し、免疫系をハイジャックするのだ。だから、ぎゃくにウイルスに〝抗体〟をもつ人ほど、コロナにかかりやすくなる。そして感染するとウイルス症状が暴走しやすくなる（ADE：抗体依存性感染増強）。ネコの実験でも、コロナワクチンを打たれたネコは、〝抗体〟を作ることはできたが、その後、ウイルスに感染しやすく、症状も悪化した。こうして実験に使われたネコの多くは、ADEで死亡した」（免疫学者・荒川央氏、SNS要約）

つまり、コロナワクチンは症状を悪化させ、死なせるだけなのだ。恐るべき逆効果だ。

そして「ADEは、接種後……二年後……あるいはそれ以降にも襲ってくる」（荒川氏）。

第4章　子どもに打つのは悪魔と鬼畜の所業だ！

――急死、後遺症、「打たなければよかった」……

注射後、一二歳の少女は車いす生活に

●治験ボランティア参加の結果

一人の母親が、記者会見で悲痛に訴える動画がある（写真4−1）。

隣には、鼻に栄養チューブを通した娘マディさん（写真4−2）も同席している。

二〇二一年六月二八日、アメリカでワクチン被害を考える集会が開催された。

開催を呼びかけたのはロン・ジョンソン上院議員。

母親のステファニーさんは、涙を流しながら訴える。

「……なぜ、この子はもとに戻らないんですか！　前は、あんなに元気だったのに。この子は、皆を助けようと、正しいことをしただけなのに……」

（以下、アピール）

■ 12歳の愛する娘の健康を返してください！

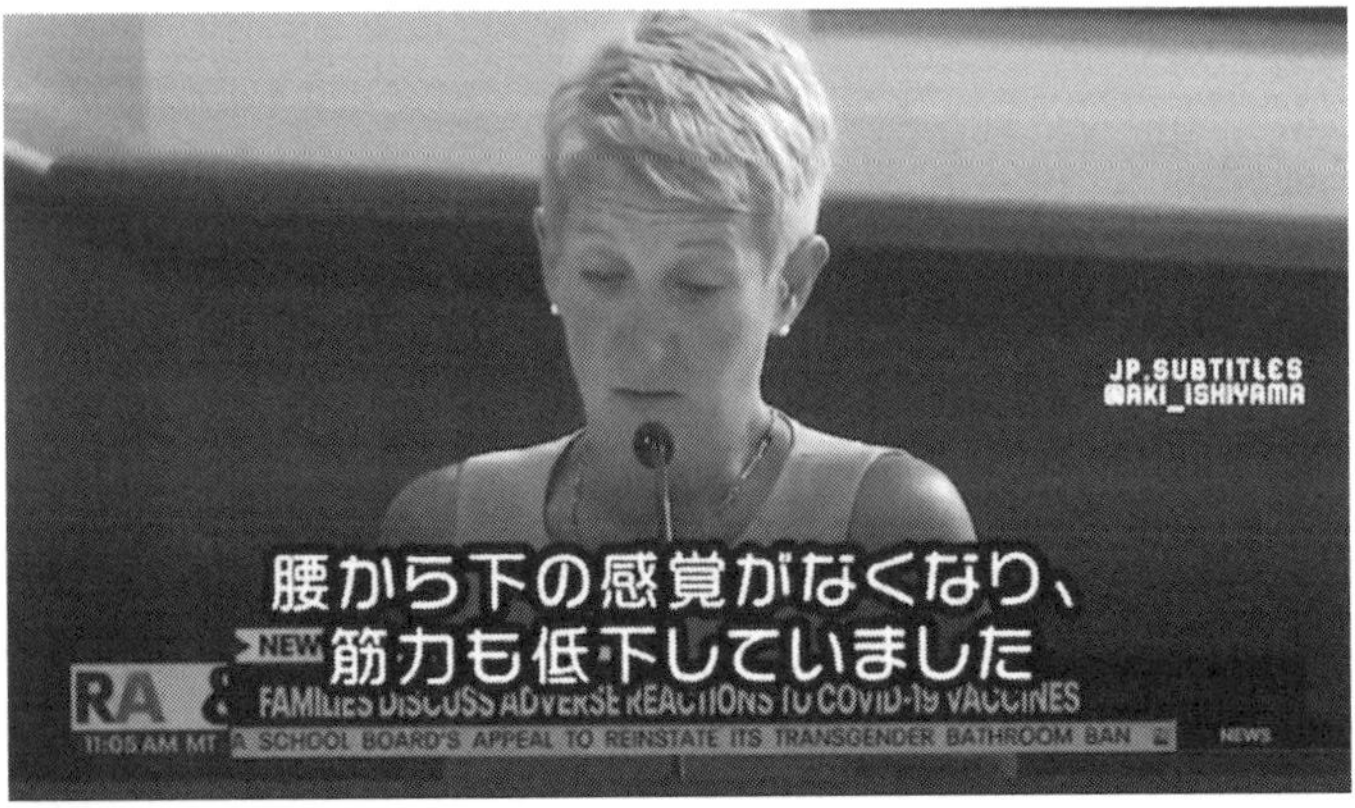
JP.SUBTITLES
@AKI_ISHIYAMA
腰から下の感覚がなくなり、
筋力も低下していました
NEWS
FAMILIES DISCUSS ADVERSE REACTIONS TO COVID-19 VACCINES
11:05 AM MT
A SCHOOL BOARD'S APPEAL TO REINSTATE ITS TRANSGENDER BATHROOM BAN
NEWS

写真４－１
出典：「FOX News」

……マディは、ファイザー社のＣＯＶＩＤワクチンの二回目の接種を受けました。

一二～一五歳が対象でした。

私たちの子どもは三人ともボランティアで参加しました。「みんなが普通の生活にもどるための助けになる」と思い、楽しみな気持ちで〝治験〟に参加しました。

私の夫は医療関係の仕事をしており、私たちはワクチンと科学を支持しています。だからこそ、マディと二人のお兄ちゃんが〝治験〟のボランティアに参加することに同意したのです。

マディは最後のワクチン投与を受ける前は、一二歳の健康な子どもでした。優等生で、友達もたくさんいました。彼女には人生がありました。そして、エネルギーに満ちていました。

■下半身マヒで、車椅子生活になってしまった

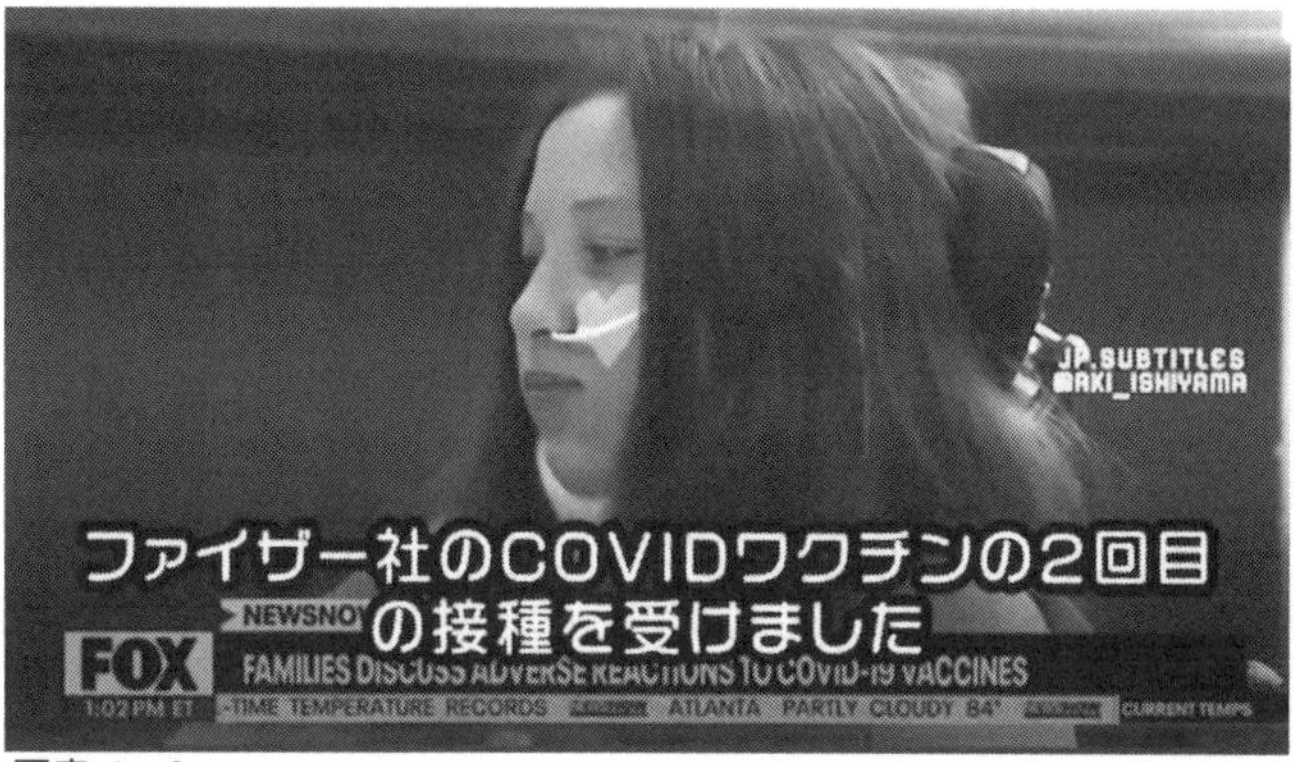
JP.SUBTITLES
@AKI_ISHIYAMA
ファイザー社のCOVIDワクチンの2回目
の接種を受けました
NEWSNOW
FOX
FAMILIES DISCUSS ADVERSE REACTIONS TO COVID-19 VACCINES
1:02 PM ET
-TIME TEMPERATURE RECORDS
ATLANTA PARTLY CLOUDY 84°
CURRENT TEMPS

写真４－２
出典：「FOX News」

●嘔吐、失神、発作、けいれん

二回目の注射を受けたとき、マディはすぐに注射の部分に痛みを感じました。

それから二か月後、彼女の腹筋と神経の痛みは、耐え難いものになりました。さらに、いろいろな症状が出てきたのです。

――胃不全、吐き気と嘔吐、血圧と心拍数の乱れ、記憶力の低下、言葉の混乱、ブレインフォグ（思考障害）、頭痛、めまい、失神、頭を打ったような感覚、そして発作です。彼女は言葉と運動性のチック（けいれん）を発症しました。

腰から下の感覚がなくなり、筋力も低下しました。視力の急激な変化、尿閉と膀胱のコントロールができなくなり、月経周期がひどく不規則で重くなりました。

最終的には、栄養をとるために〝チューブ〟を入れなければなりませんでした。

これらの症状は、現在も続いています。悪化する日もあれば、そうでない日もあります。

（以上）

――夫が医療関係の仕事に従事しており、医療と科学を支持し、ワクチンを信用して、三人の子どもたちを〝治験〟に参加させた。

それだけに、わが娘をおそった悲劇はショックだったはずです。

この家族は、少女の人生は、希望から絶望に突き落とされたのです。

●主催者にもイヤガラセ攻撃

しかし、このイベントを主催したジョンソン議員は、思わぬ攻撃にさらされた。ウィスコンシン州知事やミルウォーキー市保健所長らは、口をそろえてこう非難を浴びせたのだ。

「無謀で無責任だ」「誤解を招く懸念がある」

この誹謗中傷に対し、ジョンソン議員はこう反論している。

「……私は一般的にワクチンは安全だと認めています。決して新型コロナワクチンが危険だ、と主張したいわけではない。ワクチン接種後の健康被害を訴える人々のための場所を提供することで、問題を究明し、将来的にワクチンを受ける人たちに深刻な被害が起こらないようにすることが目的なのです」

●九〇〇人が〝殺された〟？

この少女マディさんは、まだ生きているだけ不幸中の幸いなのかもしれない。

アメリカでは、コロナワクチン注射で、子どもの死者も続出している。

表4-3は、一二～一七歳のワクチン接種後の死亡例だ（二〇二一年七月二日まで）。

ここで注意しておきたいのは、これがCDC（米疾病予防管理センター）集計であること。

先述のように、報告されない潜在副作用被害は約一〇〇倍だ。だから、ワクチン接種による子どもたち（一二～一七歳）の死亡例が九人であれば、じっさいの死者は九〇〇人にたっしている可能性がある。


「……多くが接種直後ですが、一六歳少女のように、接種後、状態が悪くなり、長期入院して七三日後に亡くなった例も。こういう『長期影響後』死亡事例は多いと思うのですが、こういう事例は一般的には『ワクチン有害事象』として報告されない。だから、珍しいケースと思われます」（「In Deep」）

■子どもたちも次々に死亡…実際は100倍超

表4－3

年齢	性別	症状	接種から死亡まで
15	男性	心不全	2日
15	不明	心停止	不明
15	男性	死亡	0日
15	男性	死亡	1日
16	男性	胃腸穿孔症状悪化、死亡	4日
13	男性	インフルエンザ様疾患、死亡	2日
16	女性	胸痛、心臓液貯溜で長期入院、死亡	73日
15	女性	アナフィラキシー、心停止	1日
16	女性	心停止	11日
15	男性	自殺	0日
15	男性	自殺	1日

CDC「有害事象報告」より

●胎児まで〝攻撃〟される

ちなみに、この「有害事象」には「妊婦」などのカテゴリーもある。

「妊娠／胎児への影響」は二五一三件報告されており、「流産・早産・死産」は七九一件だ。

これも約一〇〇倍が実数と見たほうがよい。

ワクチン被害を受けるのは、少年少女ばかりではない。

母親の胎内にいるときからすでに、この悪魔のワクチンの〝洗礼〟を受ける。

「mRNAワクチンは、妊娠初期に強力な流産作用をもたらす」（医学誌『ニューイングランド・ジャーナル・オブ・メディシン』）

それは、妊娠初期の母体と赤ちゃんへの壊滅的な影響をもたらす。

mRNAワクチンは子どもたちに最悪の毒物

●成長中の子どもには最悪

「……子どもたちにとって、もっとも危険なのはmRNAワクチンです」

ジュディ・ミコビッツ博士は強調する。

彼女は、レトロウイルスや慢性疲労症候群などの研究者だ。

「……なぜなら、子どもたちの免疫システムは、成長途上にある。そこに、スイッチを入れたら、何が起こるか？　成長に必要な幹細胞が『もう、だいじょうぶ！』と言ってしまう。幹細胞は『よし！　免疫系はだいじょうぶ。なら、骨を作ろう。脳細胞を作ろう』となる。子どもは成長しているのです。これが（子どもにはｍＲＮＡワクチンが悪い）すべての根幹です」

つまり、ワクチンは、成長中の免疫系に誤った〝スイッチ〟を入れてしまう。

こうなると、免疫システムだけが、未熟なまま成長から取り残される。すると免疫系は、〝ブレーキ〟機能を失ってしまう。

●多くの人々が急速に死ぬ

「……すべてのブレーキが『オフ』になってしまうのです」（ミコビッツ博士）

これは、一種の〝免・疫・暴・走〟の原因となる。

「……これからは、ダウン症候群や、レット症候群などのような症状が現れるでしょう。すでに、幼い女の子たちに、不適切なＤＮＡメチル化が見られます。子どもたちにとって、世界でもっとも悪いのは、ｍＲＮＡワクチンです」（同博士）

すでに、人類の多くが、コロナワクチンを半ば強制的に打たれてしまった。

今後、どのような病気が蔓延するのだろうか？

ワクチンキャンペーンの結果、増加するおそれのある病気は無数にある。

一般的な予測では、ガン、パーキンソン病、ハンチントン病……など。

「……あらゆる種類の自己免疫疾患や神経変性疾患が、増加する」（セネフ博士）
加えて、ミコビッツ博士はズバリ断言する。
「……多くの人々が、急速に死にいたるでしょう」

〝時限爆弾〟が時を刻む

その予告に、目の前が暗くなる。

この女性学者の見解も、モンタニエ、イードン両博士とまったく同じだ。

「……ヒトT細胞白血球ウイルス（HTLV-1）による神経脊髄症は、これら（ワクチン副作用と同じ）症状が急速に進行する。つまり、この関連の神経脊髄症では、長い潜伏期間をへて、半年で車いすに座るほど弱る。証拠もあります。つまり、（ワクチン副作用は）すべての〝毒素〟が組み合わさって、あなたを襲っている。他の有害物質が複合的に作用すると、『永遠に生きて苦しむ』のではない。五年くらい苦しんで、亡くなることになるでしょう」

ミコビッツ博士は最後に、ドキッとする言葉でしめくくった。

「……COVIDワクチンを受けた子どもたちは、体内で〝時限爆弾〟が時を刻んでいるのです」

「一〇代接種を中止せよ！」（シンガポール医師団）

●一〇代二〇万人に強制とは

〝やつら〟は子どもたちにまで、悪魔の爪をのばしてきた。

なにしろ、ディープステートの宿願は地球人口の大幅削減だ。まずは一〇億人まで減らし、最終的には〝理想〟の五億人にする。この〝人殺し〟大作戦には老いも若きもない。

それより、若いうちから〝間引いて〟おけば、将来の人口抑制につながる。

これには、世界の医師たちが、つぎつぎに猛反対の声をあげている。

「……米国で一三歳の少年が二回目のワクチン接種後に死亡した事件を受け、シンガポールの医療関係者ら複数人が、ＣＤＣ調査完了まで、一〇代へのワクチン注射を遅らせるよう、『要求書』をフェイスブックに公開している」（ニュースサイト『Great Game India』）

シンガポールでは、一〇代の若者二〇万人へのワクチン接種強制プログラムが推進されている。同国医師たちが死者や副作用を懸念するのは、当然のことだ。

●ワクチン打たないと投獄

アメリカで七月一七日、新型コロナワクチンの二回目接種から三日後に、一三歳の少年が睡眠中に死亡。検死・解剖の結果、「心臓は肥大して周囲に液体が溜まっていた」。「心筋炎」による心臓マヒとみられる。少年は健康そのものだった。

「……ファイザー社とモデルナ社のmRNAワクチンは、若い男性の心筋炎の原因となっている可能性が以前から指摘されている。少年が心臓異常で亡くなったとしたら、ワクチンが関与している可能性もある。シンガポール医師たちの提言は、至極まっとうといえる」（サイト「TOCANA」）

しかし、シンガポールだけでなく、東南アジアでは、国家によるワクチン強制が過激化している。たとえば、フィリピンのドゥテルテ大統領はこう言い切っているのだ。

「ワクチンを打たなければ投獄する」

もはや人類殺戮《さつりく》を公言しているに等しい。

●真夜中に心臓マヒで急死

この一三歳の少年の死を検証してみよう。

二回目接種後に死亡したのは、ミシガン州のジャコブ・クリニック君。

六月一三日、ファイザー社〝COVID〟ワクチンの二回目の接種を受け、六月一五日の夜、睡眠中に死亡した。

叔母は「この子は自宅で真夜中に亡くなりました」と語る。

彼女によれば、クリニック君は注射後、「疲労感、発熱、腹痛などワクチン接種後の一般的な症状が現れた」という。「しかし、症状は心配するほどのものではなかった」。

真夜中に死亡した直接の死因は〝心筋炎〟とされている。

政府諮問委員会の議長であるグレイス・リー博士は言う。

「……ワクチン接種後の心筋炎の臨床症状は、はっきりしている。二回目の接種後一週間以内に発生することが多い。胸痛がもっとも一般的な症状である」

●CDCは推進、WHOは自粛

CDC「ワクチン・タスクフォース」広報担当、M・シャラン氏は少年の死について、『NewsWeek』誌に回答している。「現在調査中であり、終了まで特定死因を割り当てるのは尚早である」。

米政府保健局はそれでも、若者への接種について「家族が医師と相談し、ワクチン接種リスクとメリットを検討して、引き続き接種を進めていく」という。

他方、WHO（世界保健機関）は「子どもへの接種は控えるべき」と公表。CDCとWHOは、これまで二人三脚でワクチンを強硬に推進してきた。

しかし、ここにいたって足並みが乱れてきたようだ。

WHOは、以下アドバイスを公表している。

〝COVID-19〟ワクチンをさけるべき人たち

（1）免疫機能が低下している方
（2）妊娠中の方
（3）授乳中の方（ワクチン接種後も授乳は避けてください）
（4）重度のアレルギー歴がある方
（5）とくにワクチン成分にアレルギーを起こした方
（6）重度の虚弱体質の方
（7）今のところ、子どもへの接種はさけたほうがよい

WHOはコメントする。

「……子どもに対する〝COVID-19〟ワクチンの使用について、まだ十分な証拠がない。そのため、子どもへの接種を推奨することはできない。子どもや青年は、大人にくらべて（コロナ感染の）病状は軽い傾向にあります」

●接種者は激減、被害は激増

「ワクチンはやばいぞ！」「一万人も死んでるぞ！」

アメリカでは、ワクチンへの恐怖が急速に広がっている。

そのため、ワクチン接種者も急激に減っている。

七月二日「VAERS」集計でも、最高時（四月中旬）の五分の一以下に激減している。

他方、ワクチン被害は爆発的に増えている。

中でも一二歳～一七歳の「有害事象報告」は、接種が始まって以来、大幅な増加を示している。


〈一二歳～一七歳の被害〉

＊有害事象報告　八七六〇件
＊重症被害事例　六〇二件

この年代の重い症例と死亡例の報告数。

＊アナフィラキシー　一四五六件
＊心臓障害　二六九件
＊血液凝固障害　三九件
＊死亡事例　九件

これらはすべて、その約一〇〇倍が被害実数とみなせる。
するると被害総数は、約八七万人となる。
すでに、九〇万人近いアメリカの少年少女がワクチン被害を受けているのだ。
しかし、本当の恐怖……打ったら全員死亡するのは、これからなのだ……。

●被害は未来に向かって爆発

接種者の全体被害も急激に増えている。

＊ベル麻痺　二六一七件
＊流産・早産・死産　九九四件
＊アナフィラキシー　一二万一〇九二件
＊血栓・血液凝固　八二五六件
＊ギランバレー症候群　四二九件

ギランバレー症候群も、ワクチン接種後に多発する神経障害だ。手足がふるえるなど日常生活が困難になる。

ジョージア州の歯科衛生士クリスティさんも、ワクチン接種後の体調不良を訴える。異変は神経過敏と手のふるえ。あきらかにギランバレー症候群だ。

「……振動する椅子に釘付けになっているような感じ。体中に小さな電気ショックが走っているよう。手のふるえがあるので歯科衛生士の仕事が続けられるのか、不安です。パーキンソン病のような神経系の問題があるのではと、とても怖い」

ワクチン接種者はピーク時の五分の一に減っている。

なのに、被害増加は勢いを増している。

ワクチンがいよいよ、その悪魔的本領をあらわし始めた……。

河野大臣はディープステートの繰《く》り人形

●気が狂い、壊れた大臣

さて――、わが日本をふりかえる。

河野ワクチン担当大臣のアタマは、もはや気がふれた、としか思えない。

「……明るい未来のためにも、若者にもワクチンを打ってほしい」

「〝副反応〟以上の『高い予防効果』がある」

ただただ天を仰ぐ。この大臣は、完全に〝壊れて〟いる……。

ファイザー発行のワクチン接種の「注意書き」に、はっきり書かれている。

「予防効果は明らかになっていません」

これは、「予防効果はない」と言ってるのとおなじだ。

なのに、河野大臣は「高い予防効果がある」と大見得を切っている。

さらに、「ワクチンで死者は一人もいない」と仰天発言をしている。

厚労省が「七五一人の死者が発生した」と公表しているのも知らないのか！

●目的は若者達を〝殺す〟ため

河野大臣は、二〇二一年二月二八日、オンラインで開催されたファッション・イベント「東京ガールズコレクション」にビデオメッセージを寄せた。その内容がスゴイ。

「……新型コロナワクチンについて、若い人でもコロナにかかり、長く後遺症で苦しんでいる人もいる。順番が来たらワクチンを打ってください」

「……みんなでワクチンを打って、好きな人とデートを楽しめる時間を一緒にとりもどしましょう」

図4-4を見てほしい。新型コロナ〝COVID-19〟による死者（とされる）の年代別グラフだ。死者は高齢者になるほど多い。最多は八〇代。世界の平均死亡年齢は八二歳という。

そして――、死亡率は〇・一％以下で、インフルエンザよりも弱い。

■子ども、10代コロナ死ゼロ、なぜ打つのか？

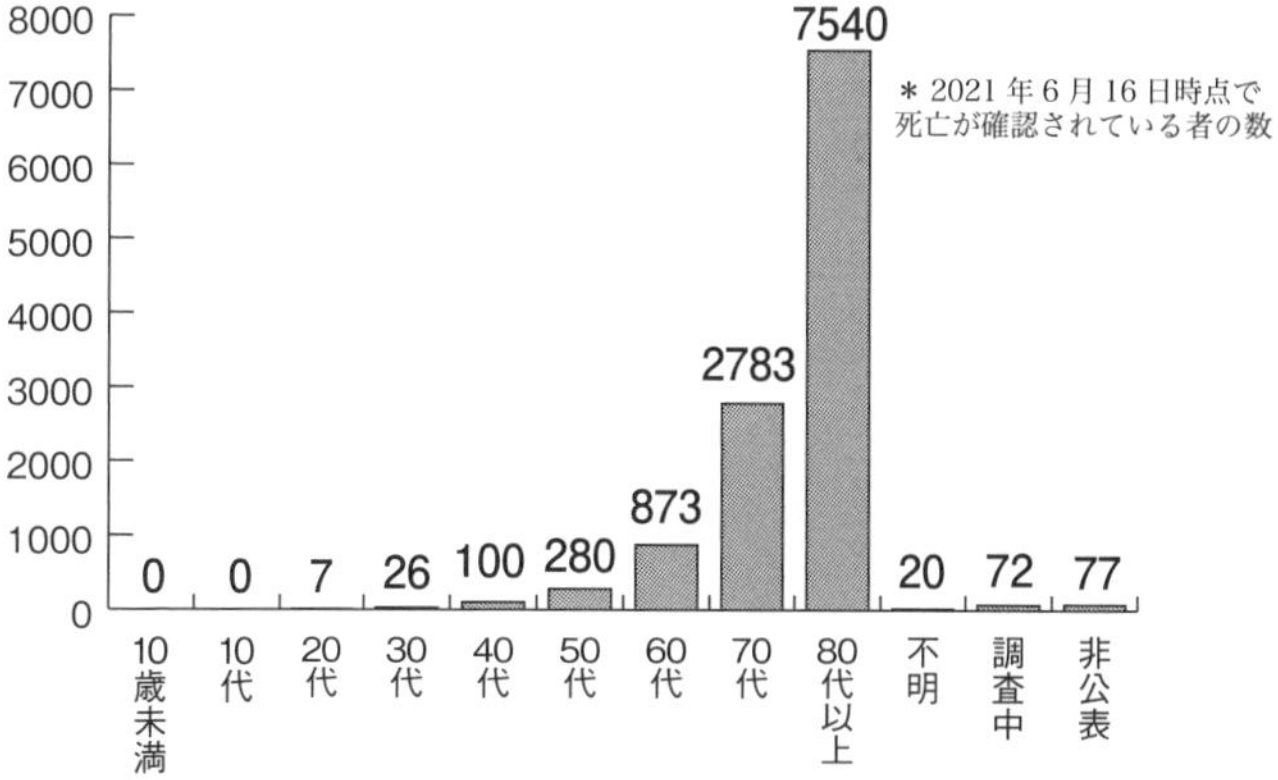

図4－4　新型コロナ“COVID-19”の年齢階層別死亡数
出典：厚労省調査

中でも子ども、一〇代の若者の〃死者〃はゼロだ。

ぎゃくにコロナワクチンの〃副反応〃犠牲者は、高齢者より若者のほうが多い。

「これでは、何のために子どもや若者に打つのか？」と、だれでも疑問に思うだろう。

答えはかんたんだ。

若者たちを〃殺す〃ために打つのである。

●デマだデマだとくり返す

河野大臣は、「ワクチンは遺伝子組み換えではない」とか「医師免許を持った人が、デマをばらまいている」などと口走っている。

mRNAワクチンやDNAワクチンが遺伝子組み換えであることは常識以前。製薬会社や厚労省も、それを前提にしている。

後者は、全国の医師たちからワクチン即中

止「要請書」を募って政府に提出した高橋徳医師や中村篤史医師などを指している。

しかし、高橋博士は「すべて厚労省データに基づいて批判している」と、著書で真っ向から反論している。

大臣は支離滅裂《しりめつれつ》である。このような政治家しかいない日本は、もはやオシマイである。

「……SNSは、反ワクチン派のデマが横行している」（同大臣）

ならば、彼は「何がデマか」を会見できちんと指摘しなければならない。

しかし、具体的には何ひとつ反論すらできない。そして、ただうわ言のようにくり返す。

「……家族や仲間を守るため、ワクチンを受けましょう」

モンタニエ、イードン両博士は、「家族も、仲間も、二年以内に死ぬ」必死で訴えている。

ならば河野大臣よ、この二人の学者の科学的警告に反論してみせよ。

ご本人はディープステートの繰り人形。腹話術でしゃべらされているパペットでしかない。

だから、何をしゃべってもトンチンカンになる。

公文書を改ざんする奴らを信用するな！

●「ワクチン死者はゼロ」とは

厚労省は、「コロナワクチンが原因の日本の死亡者はゼロ」と発表している。

つまり、「コロナワクチンで亡くなった方は一人もいません」と言う。そして「ワクチンで死んだ、というのはデマだ」と、これも口をそろえる。

もはや、太平洋戦争時の大本営発表そのものだ。

嘘が嘘を呼び、さらに嘘は拡大する……。

二〇二一年六月二三日、この時点で厚労省は「ワクチン接種後、死亡例」を三六三例報告している。

「死因」の内訳は――。

不明：三七件、心不全：三一件、心肺停止：二八件、心筋梗塞：二四件、肺炎：一六件、クモ膜下出血：一三件、脳出血：一三件、脳梗塞：一一件、窒息：九件、大動脈乖離：八件、老衰：七件、敗血症：六件、アナフィラキシー：三件、肺閉塞：三件、自殺：二件、脳幹出血：二件、多臓器不全：三件、肺出血：二件、消化器出血：二件……など。

まず「不明」が三七人もいる。なら、これだけで「コロナ死でない」と断言できない。

なのに河野大臣も厚労省幹部も、これらは「コロナとまったく関係ない」と言い続けている。

●お笑い芸人もチクリ一刺し

お笑い芸人カズレーザーが、このデマ論争をめぐり、政府に蜂の一刺しをかました。

「……書類改ざんする人たちが、本当のことを言うのかな……」

情報番組『めざましテレビ』（2021／7／25）に出演したときのコメント。

河野大臣が七月二四日、自身の公式ブログで「ワクチン〝デマ〟について」自論を展開している。

「日本で流布されるデマは海外発」とし、「ワクチン接種で不妊が起きる」「卵巣にワクチン成分が大量蓄積」「接種で遺伝子が組み換えられる」などは〝デマ〟だと否定した。

それに対してカズレーザーは「そもそも、だって書類（公文書）を改ざんするような人たちの言うことが『本当なのか？』と言われたら、反論できないわけ……」。

この「書類改ざん」とは、森友学園問題に関する財務省の「決算文書」改ざんを指す。

昭恵夫人の関与を国会で追及された当時の安倍首相は、「もしも、私や妻が少しでも関わっていたなら、私は総理どころか議員を辞任しますよ」と、大ミエを切った。

焦った自民党政府は、徹夜の突貫作業で公文書にある昭恵夫人や安倍首相についての記載箇所を、現場職員を動員して徹底的に削除、改ざんさせた。ロコツな証拠隠滅工作だ。

これはまさに、公文書偽造の刑事犯罪そのものだ（刑法一五五条）。さらに、証拠隠滅罪（刑法一四〇条）が上乗せだ。

闇と沼は、底無しに深い……。

そして、大半の日本人は、幻の〝お花畑〟で平和に今日も（！）暮らしている……。

第5章 アメリカ、二億人超死亡！ 日本人は二三〇〇万人死ぬ！
――二〇二五年の〝悪夢〟（ディーガル報告）

〝攻撃〟は始まった！ 人口は急激に減っていく

●日本は五人に一人が死亡

表5-2（次ページ）を見てほしい。二〇二五年の「世界人口」予測だ。

この予測を行った国際組織「ディーガル」は、過去数十年にわたり、世界を軍事動向などから様々な分析を行っている。歴史的にも、その精度は信頼されている。

この分析機関は、二〇一四年から一貫して「西側諸国は人口・GDPとも極減する」と予測しているのだ。

表5-2は、二〇二〇年八月に公表されたデータだ。まさに、コロナ禍がピークにたっした時点の予測。

二〇二五年とは、わずか四年先という直近の話だ。

■4年後、日本は5人に1人が死んでいる……

表5-2　ディーガルによる2025年の人口動態予測

1．中国	人口13億5844万人（2020年/13億8000万人）約2000万人減少
2．インド	人口13億4175万人（2020年/12億8000万人）約3800万人増加
3．ロシア	人口1億4183万人（2020年/1億4226万人）ほぼ変わらず
4．日本	人口1億304万人（2020年/1億2645万人）約2300万人減少
5．ブラジル	人口2億1031万人（2020年/2億735万人）ほぼ変わらず
6．アメリカ	人口9953万人（2020年/3億2662万人）約2億3000万人減少
7．インドネシア	人口2億6713万人（2020年/2億6058万人）約700万人増大
8．メキシコ	人口1億2471万人（2020年/1億2457万人）ほぼ変わらず
9．イタリア	人口4376万人（2020年/6214万人）約1800万人減少
10．フランス	人口3911万人（2020年/6710万人）約2700万人減少

出典：Deagal List of Countries Forecast 2025

日本は……二三〇〇万人も人口が〝減って〟いる。

つまり、約五人に一人が〝消えて〟いる。

はやくいえば〝死んで〟いる……。

●米国は二億人超が死んでいく！

さらに驚愕するのがアメリカだ。

なんと「二億三〇〇〇万人減少」とある。

約三億人強の人口のうち、三分の二が〝死亡する〟……!?　三人のうち二人のアメリカ人が〝消える〟？

イタリアもフランスも、約五人に二人が死亡する……。

ここで「ワクチンを打てば、全員二年以内に死亡する」と訴えたモンタニエ博士の警告が思い浮かぶ。

博士の警鐘は、「ディーガル予測」と符合する。

アメリカでは二〇二一年、ワクチン接種者は急減している。

なのに、有害報告は急増している。

そして、わずか四年で、大国アメリカの人口は三分の一になる……⁉

にわかに信じがたいとは、このことだ。

ちなみに、「ディーガル予測」では、英国は四一〇〇万人減、ドイツは五二〇〇万人減と、ヨーロッパも新型コロナワクチンで壊滅的打撃を受ける。

「……昨年までなら、想像もつかない数値です。しかし、世界中が〝ワクチン禍〟におちいっている現状を見ると、ありえる数値だと思える」（「In Deep」）

これだけ驚愕リポートが公表されたのに、世界のマスコミは完全に黙殺している。このことも、心底おそろしい現実だ。

WHO、ファイザー……後ろで悪魔が笑ってる

●世界人口九〇％削減「計画」

「……新型コロナワクチンは、『世界人口削減計画』（グレート・カーリング）に使われていると噂されている。著名な精神科医リマ・ライボウ医師によると、『グレート・カーリング』では、世界人口九〇％の削減が計画されている。手始めは、世界的パンデミックを起こし、ワクチンを行き渡らせることだ。その予防接種は不妊も蔓延させ、大規模なホロコースト（大量殺

戮）にいたる……」（「ＴＯＣＡＮＡ」要約）

人口削減は、もはや陰謀論や都市伝説のレベルではない。今現在、世界規模で強制執行されているのだ……。

●ＷＨＯの〝治療薬〟潰し

「……『コロナ治療薬に少量の毒を入れる』よう、ＷＨＯが二〇〇〇万ドル（二〇億円強）でもちかけてきた」

マダガスカルのＡ・ラジョエリナ大統領が衝撃の暴露を行っている。

二〇二一年四月二〇日、ラジョエリナ大統領は記者団を前に、「新型コロナ特効薬を開発した」と発表した。

それは、同国のヨモギ系薬草アルテミシアを主原料にする。この薬草（ハーブ）は従来からマラリア特効薬とされていた。この〝治療薬〟のおかげで、同国の公式統計コロナ患者は二八三人と少なく、死者はゼロ。

抗マラリア薬が新型コロナ〝治療薬〟として有効であることは、これまでも、医学界で指摘されていた。しかしＷＨＯは各国政府に「この薬を使用しないよう」繰り返し警告してきた。

同大統領は言う。

「……もし、この治療法を発見したのが、マダガスカルではなく欧州の国だったら、このような対応をするだろうか？」

●毒を入れれば二〇〇〇万ドル

つまりは、欧州の巨大製薬会社と結託したWHOのロコツなイヤガラセなのだ。

大統領は反論する。

「有効性の証拠は、わが国の病人が回復していることだ」

爆弾発言はその後に飛び出した。薬草〝治療薬〟の使用を頑としてゆずらない大統領に対して、WHOは次の〝提案〟をしてきた。

「……〝治療薬〟に少量の毒物を入れるよう、……二〇〇〇万ドル（約二〇億円）の提供を持ち掛けてきたのです」

同大統領は断言する。

「『WHOは、私たちを助けてくれる』と考えていました。そんなアフリカ人を〝殺す〟ため、そこにいるのです」

さらに呼びかける。

「……私たちの〝治療薬〟は『黄色』です。『緑色』の薬は購入しないでください。ヨーロッパ人は私たちの薬をハイジャックしました。〝かれら〟はアフリカ人だけを〝殺す〟ため、〝毒〟を入れたのです」

ファイザーの歴史は裁判と犯罪の山

●ベン・タッパー医師の告発

良心の医師、ベン・タッパー氏の証言動画がある（**写真5－1**）。

……私は、熟知しているつもりです。自然治癒力について、そしてコロナウイルスについて——。

政府も含めCDCや行政に関わる医師らの主張は、誇張しすぎています。

ワクチン製造会社のメルク社は、コロナワクチン製造を中止しました。理由は、ウイルスはワクチンよりも自然な形で入る方が、回復により効果的だから、としています。

じっさいの比較で、ワクチン接種グループは、未接種グループよりも免疫力は低かったのです。

しかし、病院は主張します。「この病気は、自然治

■「ファイザーは極悪犯罪企業」

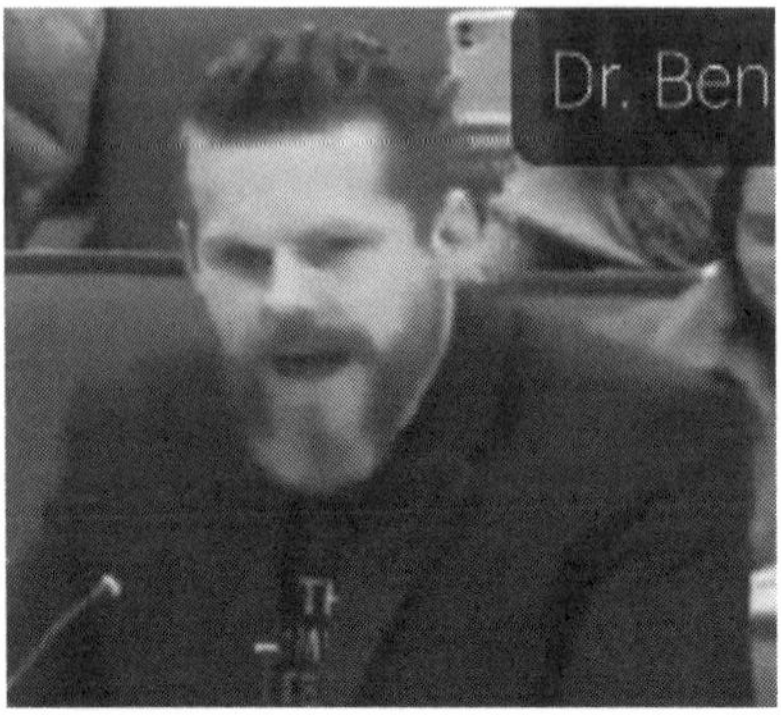

写真5−1　ベン・タッパー医師

癒力では治らない」。

これは強い侮辱です。患者に伝える最悪の言葉です。希望を奪ってしまうからです。

ほんらい、行政に関わる医師たちは、これを機に国民に教育すべきです。

「健康管理をきちんとする」。しかし、事実上放置しています。その結果、多くの人がソファに寝そべり、テレビ漬けで、甘い飲み物を飲み、運動はせず、人を怖がり、マスクを重ね付けし、そして、心待ちにしているのです。「救世主」の〝ワクチン接種〟を……!!

●ファイザー告発動画、突然削除

（続き）ファイザー社は、今回の〝ワクチン〟を推奨しています。

しかし、その正体を読み上げましょう。
▼ファイザーは、米国史上最高額の罰金を科せられています。
▼罰金と和解金は二三億ドル（約二三〇〇億円）にたっします。
▼判決の一部には処方薬の「販売規則違反」が関与しています。
▼ファイザーは六〇〇〇万ドル以上訴訟和解金で払っています。
▼これは糖尿病〝治療薬〟に関連する訴えで支払ったのです。
▼この患者は〝治療薬〟により急性肝不全で死亡しています。
▼二〇〇四年に四億三〇〇〇万ドルを贈賄の和解金で支払う。

▼二〇一一年、不正取引による詐欺罪で……

ここで突然、動画遮断。ユーチューブから警告が表示された。

「この動画は、ユーチューブ・コミュニティガイドライン違反のため、削除されました」

世界最大の製薬会社の犯罪歴を訴えることが、いったい何に違反するのか？

ユーチューブもディープステートの手先であることが、はっきり判る。

●ADEの次はスパイクたんぱく

では——。コロナワクチンを打つと、人間はなぜバタバタと死んでいくのか？

まず、死因となるのがADE（抗体依存性感染増強）だ。

一言でいえば、ワクチン接種で人体の免疫系が混乱し、暴走し死亡する（免疫暴走：サイトカイン・ストーム）。

「このワクチン接種でADEは拡大し、死者は激増する。今のワクチンではADE発症は避けられない」（大阪大学発表、2021／5／31）

ADEは、接種後二年から三年にかけて大量発生すると考えられている。

それだけではない。接種者をおそう第一撃がADEなら、第二撃が〝スパイクたんぱく〟だ。

われわれは間違えた！　〝スパイクたんぱく〟は毒素だ

●体内で大量に増殖

「……われわれは、間違いを犯した。〝スパイクたんぱく〟は単なる毒素です」

ファイザーのｍＲＮＡワクチン開発者は、うめくようにメディアに語った。

研究者たちがそれに気づいたきっかけは、日本から流出した同社「動物実験極秘文書」だ。

これまで研究者たちは、この〝遺伝子ワクチン〟について楽観的だった。

ｍＲＮＡは、接種しても肝臓で分解され、すぐに消える……と考えていた。

しかし、「ファイザーワクチンのｍＲＮＡは、（注射後、体内で）短期間で消えない構造に〝組み換え〟られている」（「In Deep」）

そして血流に乗って全身に回り、卵巣など特定臓器に大量蓄積していくことが確認された。

さらに、「……ファイザーワクチンは、自然の新型コロナウイルス感染よりも、『多くの〝スパイクたんぱく〟をつくりだす』可能性がある」（同）

●「逆転写」で永遠に増殖する

それだけではない。

RNAからDNAへの遺伝情報の「逆転写」により、〝スパイクたんぱく〟の構造は、DNAに完全に組み込まれる可能性が高い。

遺伝子には二通りある。

細胞核の中のDNA。これが細胞分裂のとき遺伝情報を次世代の細胞に伝える。

もう一つがRNA。核の中のDNAは外に出られない。そこで、外からその情報をコピーして、生命活動の現場で生かす役割を担う。

DNAからRNAに遺伝情報がコピーされることを、「転写」という。

そして、逆も起こる。

RNAからDNAへ遺伝情報がコピーされる。それを、「逆転写」という。

……こうなると、体内で〝スパイクたんぱく〟をつくりだす機能が永遠に続く。

●mRNA注射でDNAを変える

mRNAワクチンの〝スパイクたんぱく〟生成情報は、細胞核DNAに逆転写でコピーされる。つまり、遺伝子ワクチンが、あなたを遺伝子組み換え生物に変えてしまう。

SF映画の話ではない。マサチューセッツ工科大学（MIT）の研究者たちが、「新型コロナのRNAが、ヒトDNAに〝統合〟される」ことを完全証明している。

「……このことから、〝遺伝子コロナワクチン〟は『とても期間の長い後遺症が考えられる』。

あるいは、『後になってから現れる影響』のほうが、〝接種〟直後に出るものより多いと考えられます」（「In Deep」）

その間、人体〝遺伝子組み換え〟により〝スパイクたんぱく〟は体内で増産が進んで行く。RNAがDNAを変える。つまり、「逆転写」が起こった。

スザンナ・ハマー博士も認める。

「……現在、実験的に行われている〝COVID-19〟mRNAワクチン注射が、人の遺伝子コードや、DNAを変化させる可能性がある」

●あなたは遺伝子組み換え生物に

モデルナ社責任者も「mRNAワクチンが、人体DNAを変える」と認めている。

同社の最高医療責任者タル・ザックス氏は、二〇一七年、講演ビデオで自慢気に語る。

「……〝COVID-19〟対策で打つmRNAワクチン注射が、あなたの遺伝コード、D・N・A・を変えます。これは、（実験で）確認されています」

ザックスは、これを「生命のソフトウェアを〝ハック〟する」と胸を張っている。

ビデオの冒頭、彼はこう自慢している。

「……私たちは、この驚異的デジタル科学革命を生き抜いてきた。私がここにいるのは、われわれが実際に生命ソフトウエアをハッキングしていることをお伝えするためだ。それが『予防』と『治療』についての考え方を変えます」

モデルナの責任者はここで、「mRNAワクチンは、DNAコード（配列）の一行を導入したり、変更したりできる」と断言。コードやDNAが変更されれば、個人ゲノムは、科学者がコード化したものに変更されてしまう。

つまり、mRNAワクチンで、あなたは「遺伝子組み換え生物」となる。

もはや「神の創造物」ではない。「人間の創造物」となる。「生物特許」の対象となる。

ビル・ゲイツはすでに、これら遺伝子改造ワクチン（GMH）の特許を取得している。

それは、いったい人間の〝何〟を〝治療〟するのか？

ゲイツこそ、ワクチンによる人口削減を一貫して主張してきた張本人である。

そのことを忘れてはならない。

正体は〝スパイクたんぱく〟による生物兵器

●血液と血管を攻撃する

〝スパイクたんぱく〟は、血管の内皮細胞を「内側から攻撃」する。

「……この病気（〝COVID-19〟）は、新型コロナウイルス感染症という呼吸器疾患ではない。〝スパイクたんぱく〟感染症という血液の疾患である。さらに〝遺伝子ワクチン〟注射により、『病気の根源』を体の中で作り続ける。だから〝副反応〟という言葉は誤り。『本反応』と呼ぶべき。逆にいえば、〝スパイクたんぱく〟が血管と細胞を攻撃しつづける以外には、ワクチンの作用は特にない。つまり『〝遺伝子ワクチン〟の作用は、血液と血管を攻撃することに特化している』」（「In Deep」、要約）

専門家の警告はあいつぐ。

「……新型コロナウイルスの〝スパイクたんぱく〟も悪い症状を引き起こす。しかし、mRNAワクチンなどに反応して体内でつくられる〝スパイクたんぱく〟は、さらに悪い。これは、合成RNAが非常に堅牢で不自然な〝スパイクたんぱく〟を作成するよう、操作されているためだ。これが、〝スパイク〟自体が毒性をもち、血管、心臓、神経の障害を引き起こす原因だ」（ジョセフ・メルコラ博士）

●ワクチンでなく〝軍事兵器〟

「……これはワクチンではない。病原物質です。〝生物兵器〟です。そして接種した人の細胞は、すべて、その〝生物兵器〟をつくりだしている。接種した人の体からは自然免疫、NK細胞、免疫細胞などが失われます。そして、白血球や免疫反応が阻害されます。こうして、全身細胞で抗炎症サイトカイン信号が〝オン〟になってしまう」（ジュディ・ミコビッツ博士）

NK細胞（ナチュラルキラー細胞）は、免疫軍団の歩兵部隊だ。ガン細胞や体内に侵入した病原菌などを直接攻撃し、死滅させる。

ところが、このワクチンを接種すると、サイトカイン信号が鳴り続ける。

「すると標的の感染細胞を判断するNK細胞の能力は失われる。これこそ、私たちが予測していた最大の悪夢です。被害は指数関数的に激増するでしょう」（同博士）

ミコビッツ博士によれば、「ワクチンに含まれるmRNAは、自然に分解されるのを防ぐため、より強固に作られている」という。そのため「遊離したRNAは、体内で〝危険信号〟として機能します。RNAが体内にあるかぎり、体内の免疫システムは、警戒態勢におかれるのです」（同博士）

●すでに多数のスパイク犠牲者

英国のテレサ・ローリー医学博士は「コロナワクチンは、人間への使用は危険すぎる」と、同国の「医薬品医療製品規制庁」に公開質問状を突き付けた。

以下、その内容。

……二〇二一年一月四日から五月二六日まで、英国での副作用報告は、以下の六つに分類される、それぞれ、詳細な副作用データです。

(1) 出血、凝固、虚血性の副作用

一万三七六六件の出血、凝固、および虚血性に関する副作用を特定。四八三人が死亡。

（2）免疫システムに関する副作用

五万四八七〇件の免疫系の副作用を特定。一七一人が死亡。

（3）「痛み」に関する副作用

一五万七五七九件の「痛み」を訴える副作用を集計。

（4）神経学的問題に関する副作用

一八万五四七四件の神経系の副作用を確認。一八六人が死亡。

（5）視力、聴覚、発話または嗅覚喪失などの副作用

失明を含む視覚障害の特定：四七七一件。言語障害の報告：一三〇件。味覚障害の報告：四一〇八件。嗅覚障害の報告：三五四件。聴覚障害の報告：七〇四件。

（6）妊娠、死産に関する副作用

妊婦への副作用の特定：三〇七件。妊婦死亡：一件。

●さまざまな病が襲ってくる

ローリー博士はさらに、これから人類を襲う「長期副作用」として、七つの脅威をあげる。

（1）アレルギー反応とアナフィラキシー

（2）自己免疫疾患と、多彩な炎症を発症
（3）ADE（抗体依存性感染増強）悪化
（4）潜伏ウイルス感染症が活発化する
（5）〝SARS-CoV-2〟新変異体出現
（6）神経変性症とプリオン病（脳萎縮症）
（7）スパイクRNAとヒトDNAの統合

●死後解剖で血栓を確認

ロシアは、世界で初めて、新型コロナ犠牲者の「死後解剖」を行った国だ。徹底的な解析の結果、以下が判明した。

（1）〝COVID-19〟はウイルスとしては存在しない。
（2）「血液の凝固」によって死にいたらしめている。

その内容――。

「……死因を探るため、ロシア医師団は、WHOプロトコル（処方）を無視して、医師は（死体の）腕や足などを開き、ていねいに検死した。すると、血管が拡張して血栓ができ、血流が阻害され、酸素の流れが悪くなっていたことが判った。〝COVID-19〟病は、人間の血液を凝固させることで、静脈に血栓ができ、脳や心臓、肺に酸素が行き渡らなくなるため死亡させている。この研究を知ったロシア保健省は、ただちに治療プロトコルを変更した」

●これは世界的トリックだ

ロシアでの治療方針変更の結果、患者たちは回復し始め、健康状態も改善し、保健省は一日で一万四〇〇〇人以上のコロナ患者を帰宅させた。

この発見により、ロシアの医師たちは痛感した。

「……この病気は世界的トリックである。それは、たんに『血管内凝固』に他ならない」

他のロシア科学者によると、「人工呼吸器や集中治療室（ＩＣＵ）などは必要なかった」。

ロシア保健省ニコラス・ヴェニアミン氏は呼びかける。

「……ロシアでは、この治療効果を示す処方が発表されています。中国でもすでに、このことが知られています。しかし、その報告書は公開されていない。この情報を、あなたの家族、知人、友人、同僚と共有して、コロナの恐怖を取り除いてください」

脳を侵す狂牛病〝プリオン〟悪夢も再来

●狂牛病〝プリオン〟と同じ

〝スパイクたんぱく〟の恐怖は、血管、血液への攻撃性だけではない。

それは、あの狂牛病に通じる。

かつて、世界中を恐怖にまきこんだ狂牛病。その原因が〝プリオン〟だった。これは〝プリオンたんぱく〟とも呼ばれ、強力な感染性と神経毒性を備えていた。

そして、たんぱく質なのに、感染相手の体内で猛烈に増殖する。バクテリアやウイルスのような病原体と、まったく同じふるまいをする。

たんぱく質が、病原となり、感染し、増殖する……まさに、〝スパイクたんぱく〟と同じだ。

そして、〝プリオン〟と同じく神経毒性もある。

つまり、〝スパイクたんぱく〟は狂牛病プリオンと同じ感染毒なのだ。

●ALS、認知症……が多発

以下論文に注目。タイトルは「RNAベースの新型コロナワクチンと〝プリオン病〟リスク」。著者はクラッセン博士。論文は、ファイザー社ワクチンが接種者に〝プリオン〟ベースの疾患を誘発するリスクについて、考察している。

この論文は、ワクチンRNAが、DNA結合たんぱく質（TDP-43）などを病理的に〝プリオン〟構造に変換する可能性について解析している。

その結果は、「ワクチンRNAは、これらたんぱく質を、それらの病理学的〝プリオン〟構造に、折り畳むように誘導する特定配列をもっている」。

わかりやすくいえば、ワクチンで〝プリオン〟たんぱくが誘発される怖れがある。

それは、「……ALS、前頭葉変性、アルツハイマー、その他、神経変性疾患を引き起こす」。

著者クラッセン博士は、こう結論づける。

「……著者は新型コロナに対するRNAベースのワクチン承認は時期尚早であり、これらワクチンはベネフィット（利益）より、はるかに多くの害を引き起こす可能性があると確信している」

そして、博士は最後に、同ワクチンを〝生物兵器〟と非難している。

「もとの感染症より、さらにより危険な存在となるだろう」

接種後〝スパイク〟は、隣の人に吐息で感染！

●スパイク毒は永遠に増える

RNAからDNAへの「逆転写」が起きるとどうなるか？

〝スパイクたんぱく〟の影響は、永続的となってしまう。

つまり……。


――〝スパイクたんぱく〟が体内で生産され続ける――

――〝スパイクたんぱく〟は強力な感染〝毒素〟だ――

コロナワクチンを打った人は、体内にこの有毒スパイクが注入されている。

注入した遺伝子RNAは、細胞核DNAに〝コピー〟され、人体はこの〝毒性スパイク〟を永遠に生産し続ける。そこから起こる症状は、それぞれ異なる。

「……もともと機能的に弱い部分があれば、そこから始まるでしょう。全体的に健康であれば、ゆっくりと進行していく。すべては〝時限爆弾〟のように進む……」（クラッセン博士）

そういう意味で、四年で人口激減という「ディーガル予測」は、避けられそうにない。

予想外に早く〝時限爆弾〟は、爆発を開始しそうだ……。

●二年後に〝何か〟を放出

米外科医協会前会長、リー・メリット博士も断定する。

「……ワクチン注射は〝生物兵器〟攻撃である」

「……新型コロナワクチンは、接種した人の体に〝病原体〟を与えない。代わりに注入するのはmRNAプログラムだ。mRNAはDNAに似ている。それはメッセンジャーであり体内のたんぱく質をつくる。このワクチンのmRNAは、あなたの体すべての細胞で、コロナウイルスの〝スパイクたんぱく〟をつくりだす」

「……そのmRNAに、何がプログラムされているか？　正確に知る術《すべ》はない。なぜなら、ほとんどの医師は、そのデータにアクセスできない。もし、生物兵器研究者の私が、他国で『軍隊を倒したい』と思うなら、自然界に存在しないｍＲＮＡワクチンを作るだけだ。誰もが、そのワクチン接種ですぐに死ぬことはない。しかし、二年後に『何かを放出』するのだ。それこそが、ＡＤＥ（抗体依存性感染増強）を引き起こすのである」

接種者は、殺人兵器〝ゾンビ〟になる

●九週間でウイルス〝培養器〟

ネット上で、五人の医師が緊急警告を行っている。

「……まず、ワクチンを打つと九週間ほどで、その人の体内が新型コロナウイルスの〝培養器〟となる。そして、その場にいる他の人に感染させ、死なせてしまうことができる身体になる。呼気や汗、唾液などでも、ワクチンを打ったのと同じくらいの打撃を与えることができる〝殺人マシン〟になる」

ワクチン接種で、人体がウイルス〝殺人マシン〟になる……⁉

にわかには信じがたい。

しかし、これまで検証してきた被害や症状を振り返ってほしい。

五人の医師は、〝培養〟されたコロナウイルスがまき散らされる、という。

その後の研究で、それはワクチン刺激で〝突然変異〟したコロナであることがわかった。

〝デルタ株〟などの正体は、ワクチン接種によって凶暴化したコロナウイルスなのだ。

パンデミックを防ぐという建て前で打ったワクチン注射が、真に凶暴ウイルスを生み出した。

そうだとすれば、こんな皮肉な結果はない。

●世界で始まった〝逆差別〟

それだけではすまない。mRNAワクチンなどで全身細胞内で大量生成される〝スパイクたんぱく〟も、体内で〝満杯〟となる。人体は〝スパイクたんぱく〟培養器にもなる。

〝スパイクたんぱく〟はこれまでのべたように、強烈な毒素だ。

感染すると血管内皮を攻撃し、全身に血栓をつくる。その凝固で人類は次々に死んでいく。

アメリカでは接種者が急減しているのに、〝副反応〟は急増している。

まず、接種した人の体内で、確実に〝何か〟が増殖しているのだ。

さらに、ワクチン接種が先行した世界各地で、奇妙な事態が進行している。

接種者への逆差別が始まっているのだ。

「ワクチンを打った人は、就職お断り」「接種者は出社しないように」「接種した人は、登校しないで」……。

それは、ワクチン接種者の側にいるだけで、〝異変〟を訴える人が続出しているからだ。

近未来ＳＦホラー映画が、現実になる……

●これが人類〝ゾンビ化〟計画

コロナワクチンで人類が〝ゾンビ化〟する！

強硬に推進してきた〝やつら〟の真の狙いは、この〝ゾンビ化〟計画だったのではないか？

それは、こういうことだ。

①コロナワクチンを打つ→②体内細胞で〝スパイクたんぱく〟増産→③吐く息などで体外に排泄→④近くの人が〝スパイクたんぱく〟感染→⑤体内増殖し、発病、死亡→⑥さらに他人に感染……。

つまり、ワクチンを受けた人が、次の感染源（スプレッダー）となり、周囲の人に感染を拡大していく。こうして、ワクチン接種した人は〝殺人兵器〟に変身する……。

『バイオハザード』という近未来ＳＦ映画があった。ある巨大製薬会社〝アンブレラ社〟から漏洩した生物兵器ウイルスが、人類を次々に〝ゾンビ化〟させていき、地球は荒廃した死の惑星と化していく……まるで、今の地球そのものではないか。

あのハリウッド映画はテレビゲームを原作としたスリラーだったが、それが現実のものになろうとは……。

●〝ゾンビ〟も死を迎える

いっぽう、ワクチン接種で〝殺人兵器〟とされた人の運命は、どうなるのか？

五人の医師たちの見解は、悲惨だ。

「……まず、ウイルスのDNA注射で、本人の自己免疫システムも破壊され続けていく。だから、通常のインフルエンザやガンなどの疾病にたいしても免疫が効かなくなる」

想像したくない末路だ。

「……だから、身体があらゆる病気にかかる。最後は死を迎える。〝ワクチン〟と呼ばれるこの物質は、ワクチンではない。生物兵器なのだ。それは自己免疫システムを破壊する。さらに、ワクチンの中には、ガン、ポリオ、インフルエンザなどの病原が山のように入っている。だから、死亡しないほうがおかしい。二回目を打つと死亡する人が多い。それは一回目を打った後に免疫を破壊されているからだ。そして、それらの病気で人生の幕を閉じることになる」

●受けた人は危険、校長の英断

マイアミの私立学校の学長レイラ・セントナーさんは、断言する。

「……当校では、コロナワクチンを接種したスタッフは雇用しません。接種してしまった職員については、生徒からなるべく離れてもらいます」

なぜ校長は、「接種者の採用拒否」を公言しているのか？　彼女は明快に答える。

「……コロナワクチンを打った人が、打っていないひとに悪影響をおよぼしている、というリポートがあるからです」

　その報告によると「ワクチン接種者の体内からは、〝何らか〟の有害物質が排出されており、これが女性の生殖系や子どもの正常発達に影響を与える怖れがある、ということです。じっさい、われわれの身近にも、ワクチン接種後一緒に過ごしたせいで、月経周期の乱れが現れた人が少なくとも三人います」（セントナー校長）

　そして、きっぱりと言う。

「……したがって当校では、生徒を守るために、コロナワクチンを受けた教員が生徒に近づくことを終日禁止とします」

　この女性校長、メディアから「極端だ」と攻撃を浴びても、一歩も引かない。

ファイザーも「接種者が病気まき散らす」と認める

●病原体を体外に排出する

「……『ワクチン接種者が、周囲に病気をまき散らす』。これは陰謀論でも、推測でも何でもなくて、ファイザー社の『研究文書』に、はっきり書いてある」（中村篤史医師）
　文書タイトルは「シェディング（病原体の体外排出）研究」。

つまりファイザー社は、コロナワクチンを接種すると、受けた人が「病原体を体外排出」することを、初めから知っていたのだ。

その研究論文には、「……吸入による介入または皮膚接触による介入で曝露した後に、妊娠した女性の例」があげられている。

（コロナウイルスに）吸入または皮膚接触で曝露（接触）した男性が、パートナーの女性を病原体に曝露させた例。排卵前後のタイミングで性行為を行った例である。

「……ワクチンが感染症を防ぐどころか、むしろ、感染症の原因ではないか」

中村医師は強調する。そのような事例は、いくらでもあるのだ。

●ファイザーも二次感染認める

たとえばファイザー社治験は、「被験者男性が妊婦に近寄らないよう警告している」。

ところがCDCは、妊婦にこのワクチン注射を推進しているのだ。

「大いなる矛盾ではないか！」。中村医師の怒りだ。

アメリカのシモール・ゴールド医師も、この矛盾を指摘している。

「……リスクのあるワクチンを確信犯的に推奨している。それは、普通に犯罪である」

排出されるのは、まず体内で増殖した〝スパイクたんぱく〟だろう。

ワクチン接種してないのに、受けた人の側にいて体調が異変した訴えが増えている。

「謎の下痢におそわれた」「生理が狂った」……など。

ファイザー社も、接種者が一種の〝ゾンビ化〟する――と治験文書で認めている。

同社作成の研究論文にははっきり、接種者が排出者（スプレッダー）となる、と明記している。

「接種者の息、汗でも感染する」（ファイザー社）

●「研究計画書」の衝撃

自然療法士ルイさんが、コロナワクチン危険情報をユーチューブで緊急警告していた。

それが突如、遮断された。ネットは騒然となった。

それほど、真実の危険情報なのだ。その消された情報をお伝えする。

内容は、コロナワクチンに関するファイザー社「研究計画書」である。

それは、ファイザー社による〝警告〟なのだ。

「研究計画書」には、製薬会社や治験実施する医療機関が守らなければならないルールが記載されている。第三者が決めた規則ではない。

「治験を行う側が、間違った手順を踏まない目的で作られた」〝マイルール〟なのだ。

治験中（実験段階）で、その決められたルールにしたがっていても、問題が起こると、「計画書」は速やかに改定される。

「計画書」に記載されたルールを守らなかったばあい、治験は中止となる。製薬会社や治験実施した医療機関は、「薬機法」によって裁かれる。

このように、厳格なルールが記されたコロナワクチン「研究計画書」には、驚愕の〝真実〟が記載されていた。

それは、「ワクチンを接種したことによって起こる『有害事象』（副作用）」についてだ。

●〝スパイク〟曝露はすぐ報告

情報拡散者Aさんは、必死で訴える。

「……妄想や空想ではなく、ファイザー社や治験実施機関がまとめた『研究計画書』なのです。接種された方、これから接種する方、迷われている方は、ぜひ参考にしてほしい」

この「計画書」は、目次も含め一四六ページもある（問題が起こると改定されるので、動画で紹介されたのは、二〇二一年六月時点の内容である）。

もっとも注目すべきは、七ページにわたって書かれている「有害事象」だ。

なかでも、国民全員が知っておくべき部分がある。

8．3．5　妊娠中、授乳中、職業上の曝露について

「曝露」とはウイルスを「吸い込む」「飲み込む」「接触する」という意味。「感染する前のこと」を指す。あなたがワクチン注射を受けると……。

（1）接種すると、全身細胞で〝スパイクたんぱく〟が生成され始める。
（2）〝スパイクたんぱく〟は免疫刺激するので免疫が低い人は要注意。
（3）生成期間は不明。五年、一〇年あるいは、一生続くかもしれない。
（4）〝スパイクたんぱく〟に曝露すると、有害事象（副作用）が発生。

そして「計画書」はこう告げる。

「……（担当者は）〝スパイクたんぱく〟に曝露していることが判明した場合は、すぐに報告してください」

同社は、治験担当職員の安全を気づかっている。それほど、危ないモノなのだ。

8．3．5．1　妊娠中の曝露について

この項目の中に、胎児へリスクが及ばないようにルールが記されている。

「……妊娠中に起こる環境曝露について」次のように書かれていた。

（1）女性の家族、または担当している医療関係者が……『ワクチン接種者』の〝吐いた空

気〟を吸い込むか、〝皮ふに触れた〟ばあい……それが連鎖して……女性に曝露させてしまう。

（２）男性の家族、または担当している医療関係者が、『ワクチン接種者』の〝吐いた空気〟を吸い込むか、〝皮ふに触れた〟ばあい……それが連鎖して……女性パートナーに曝露させてしまう。

「……このルールからわかることは、『ワクチン接種者』の吐いた呼気の中と、皮ふから出る体液の中に、周囲の人を曝露させる〝何か〟が含まれるようになっている、ということです」（Aさん）

●〝デルタ株〟も感染する？

「ワクチン接種者」の呼気、体液に含まれる〝何か〟とは――？

第一に〝スパイクたんぱく〟だ。それは強い毒素であり、狂牛病〝プリオン〟たんぱく同様、感染性・増殖性がある。それを接種した人が、吐息や汗などで周囲の人に感染させる。

第二はワクチン刺激で突然変異した〝凶暴ウイルス〟だ。いわゆる〝デルタ株〟などと騒がれている、突然変異種の〝超コロナウイルス〟だ。モンタニエ博士らは、「これらは、ワクチン接種によって、体内に常在するコロナウイルスが突然変異で凶暴化した」という。

だから最悪のばあい、ワクチン接種者は、体内で突然変異した〝超ウイルス〟の増殖器になってしまう怖れがある。

つまり、コロナ感染を防ぐという〝名目〟で打ったワクチンが、新たな凶暴ウイルスを生み出してしまった。じつに皮肉な結果だ。

悪魔的な〝闇勢力〟は、とうぜん、これも折り込み済みのはずだ。

どこでも誰でも〝空気感染〟という新たな恐怖

●コロナは喜劇、ワクチンは惨劇

これまでのコロナ偽パンデミックは、コメディであった。

そもそも、武漢研究所で製造されたという〝COVID-19〟なる人工ウイルスは、毒性すら弱かった。それは、コウモリのコロナウイルスにエイズ遺伝子を合成したものと見られる。

しかし、致死率〇・一％以下……。通常のインフルエンザより弱い。

しかし、〝やつら〟の狙いの本命は、コロナワクチンにあった。

こちらの致死率は「打ったら全員二年以内に死ぬ」というほど超猛毒だ。〝闇勢力〟ディープステートの狙いは、この猛毒を人類全員に打って、大幅な人口削減を行うことだった。はやくいえば、目のくらむ「大量殺人計画」なのだ。

しかし、前段階の仕掛けであった〝COVID-19〟が予想外に不発だった。

そこで〝やつら〟は、〝死ぬ死ぬ〟詐欺でコロナ死の数をバルーンのように膨らませたのだ。

そして、人類の恐怖を煽りに煽った。

そこで〝洗脳〟に使われたのが、ペテンの極致、PCR検査詐欺だ。

〝COVID-19〟なる人工ウイルスも、環境に適応してさらに毒性を失い、二〇二〇年春から夏にかけて消滅してしまった。ふつうのコロナウイルスに戻ったのだ。

「……感染症の歴史で、二波、三波などは、存在しない」（イードン博士）

「……海外で騒がれている〝デルタ株〟などは、ワクチン接種で、普通のコロナウイルスが突然変異で凶暴化したものだ」（モンタニエ博士）

●ワクチン・パスポートは〝ゾンビ証明書〟

全世界の支配層DSは、「〝ワクチン・パスポート〟を普及させよう」と必死だ。

将来のNWO（新世界秩序）でも、人類家畜社会の〝管理カード〟にするためだ。

しかし、ここで意外な逆転劇が起こった。

「パスポートがないと公共機関を利用できない」など、先進国（?）フランスなどが、ファッショ支配そのものの強硬措置を国民に命じている。

しかし、ワクチン接種した人ほど、〝スパイクたんぱく〟などの病原体をばらまく。

つまり〝ゾンビ化〟する。なら、〝ワクチン・パスポート〟は、〝ゾンビ・パスポート〟となる。

〝ゾンビの証明書〟だ。

すでに、「接種者は隔離せよ」「職場に来るな！」という声が、世界中であがっている。ワクチン接種者の〝ゾンビ化〟を恐れているのだ。

〝パスポート〟を持っていたら、ぎゃくに市民生活が送れなくなる――。

ここでも、カリカチュア的な悲喜劇のドタバタが進行している。

●地球上、逃れる場所はない

さて――。ファイザーの「研究計画書」にもどる。

「計画書」は、〝スパイクたんぱく〟が吐息や汗、体液でも「他者に曝露させる」ことを認め、注意喚起している。

「妊娠中、授乳中、職業上の曝露」の項目で警告しているのは、とくに〝スパイクたんぱく〟感染リスクが大きいからだ。それは〝スパイクたんぱく〟感染が、授乳中の乳児を直撃することを意味する。

写真5-3は、ワクチン接種した母親の母乳を飲んだ乳児の悲劇。かわいそうなことに、この子は死亡してい

■ワクチン接種した母親の母乳を飲んで急死！

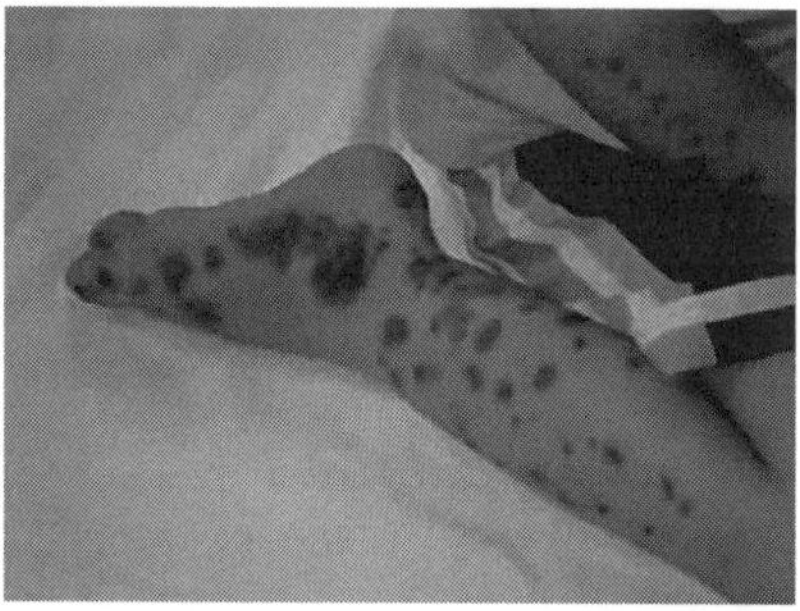

写真5-3

る。〝スパイクたんぱく〟などワクチン有毒成分が、母乳を介してこの子の身体に入り、他のワクチン被害者と同様、この子を死なせたのだ。

さらに、妊婦や胎児も〝スパイクたんぱく〟攻撃を受ける。

「職業上の曝露」とは、身近にいる人に、吐く息で感染させてしまうからだ。

呼気による感染なら、どこでもありうる。満員電車の中を考えればわかる。

まわりはワクチン接種者だらけだ。

こういう言い方は申し訳ないが、まわりは〝ゾンビ〟だらけ……なのだ。

〝ゾンビ〟の吐く息で、まわりは〝ゾンビ〟化していく……。

こうなると、地球上、逃れる場所はない。

悪夢であってほしい、と願うばかりだ。

大企業は越えてはいけない一線を越えた

●米上院議員の悲痛な訴え

「……巨大企業は一線を越えてしまった」

アメリカ上院の共和党議員が記者会見で嘆いている。

「……ご存じのように大きな悲しみがありました。巨大企業の検閲についてです。コロナウイルスの起源にまつわる出来事。そして、このウイルスがどこから来て、どうパンデミックに移行したのか？ また、次の疑問もあります。アメリカ国民に何が伝えられたのか？ それは正しかったのか？

ウイルスは武漢研究所からもたらされたものであり、北京（の奥にいるDS）はその責任を負うべきです。ユーチューブは以前、北京の発表に反するコンテンツは、すべて検閲すると発表していました。そして、中国はWHOに資金提供をしていたのです。

●大手SNSも腐敗堕落した

（続き）ユーチューブは、これらロックダウンを疑問視する医師たちのビデオを削除しました。そしてそれが、人口に何をもたらすのか？ とくに、子どもたちに、何をもたらすのか？

我々は疑問視しています。ツイッターでは、生物学者のアカウントを締め出した。中国の生物学者が機能獲得研究（生物兵器）をしているという指摘です。これが、〃かれら（DS）〃のやっていることです。また、武漢研究所は、宣誓供述人を抑圧しています。巨大企業は、この件に関しては、本当に一線を越えてしまった……」

（「武漢研究所は長年のあいだ、コロナウイルスの危険な（生物兵器としての）機能獲得実験を行っていた」『NewsWeek』）

第6章　チップ、ゲル、酸化グラフェン……人類家畜化

――磁石が付く、5G連動、何でもあり！　極秘成分

電磁波が出る、5Gに共鳴……貴重な体験リポート

●磁石がくっつく、電磁波が出ている

「（接種箇所に）磁石がくっついた」「注射跡から電磁波が出ている」「ライトで光った」……。

コロナワクチンを接種した人を驚かせたのは、〝副反応〟の凄まじさだけではない。

注射した後、奇妙な現象が続出して、打った人たちを困惑させている。

これらはネット社会を駆け巡り、文字通り〝都市伝説〟のような騒ぎになっている。

あいかわらず、悪魔に魂を売ったテレビ、新聞、政府は、いっさい触れない。

しかし、現実にワクチン接種者が増えるほど、異常現象を体験する人たちも急増している。

これらミステリー現象は、わたしに言わせれば、起こって当然である。

第2章で述べたように、この世界的ワクチン注射は、人類全体を対象とした〝人体実験〟な

のだ。

ファイザーやモデルナなどの製薬会社も各国政府も、〝治験〟である……と認めている。

全人類をモルモットにしているのだ。

では——〝やつら〟は何を〝治験〟しているのか？

一言でいえば、なんでも、かんでも……。

「このさいだから、何でもやれ！　何でもためせ！」

●金属お盆やスプーンまで！

カリフォルニアのビーチで、コロナワクチン接種者の腕に磁石がくっつくか、テレビ番組「High Wire」がテストしている。その結果は？

「一五人中六人で、くっついた！」

日本でも、九州の病院での実験。

「一回目ファイザー社ワクチンを打って二日目の患者で確認。接種部位に確かにくっついた！磁石は一円玉サイズのフェライト磁石。くっついて面を裏返し近付けると反発があった」

海外では金属プレートやスプーンまでくっつくようになった男性もいる。

●医学物理士の測定結果は？

電磁波についてプロの女性（Ｍｉｋａさん）による貴重な体験リポートがある。

この方は、医学物理士の資格をもつ。さらに、診療放射線技師、第一種放射線取扱主任、磁気共鳴専門技術者でもある。まさに、プロ中のプロといってよい。

「……ワクチンにマイクロチップなるものが入っているのか？　接種した腕に磁石がつくのか？　接種者からシェディング（発信）はあるのか？」

具体的な実験により報告している。

マイクロチップ：入ってるのと、入ってないのがある。これは、情報が出た時の対処のため、あえて入れてないものがあるのでは？　狡猾ですね……。

磁石：接種した腕に吸着するタイミングは、二回目接種の直後からその日以内におこる。

磁石は小さく軽いものがくっつく。

電磁波：接種からのシェディング（発信）は、おそらく5G周波数域の電磁波と思われる。

デトックス：マイクロチップといえど、所詮は金属。デトックスできる。

還元力の高いお湯とマグネシウムの入ったお風呂でほとんどデトックスできました。

●電磁波発生源は拡散する

彼女は科学者らしく、夫を観察の〝実験台〟として、克明にリポートしている。

「……夫は二回目の接種（金曜日）。翌日、三八℃超えの発熱。関節や他の痛みはなし。接種した腕に磁石の吸着はなかった。磁石が大きすぎた。吸着面も広かった。しかし、我が家の電磁波測定器で計測したら、接種した腕から一〇〇〇V／m超えの電磁波が発生。二時間後、八五〇V／m前後に低下。反対の腕や頭部、陰嚢からも三〇〇～四〇〇V／m超えの電磁波を測定。電磁波を発生する〝物〟は、接種した腕を中心とした不均等分布していると考えられる。翌朝、全身に五五五V／m程度の均等分布であった。ワクチンを打った人は、〝歩くWiFi〟か？　と思った」

――これは、実に貴重な観察リポート。接種部位から電磁波の発生源が全身に拡散することを証明したのは、世界で初めてではないか。

彼女の観察リポートは続く。

「……日曜日の朝、夫は熱が下がり、やめればよいのに、まさかの一六kmのランニング！（元気だネェ！）それから、お風呂に入って測定したら、太股以外一〇〇V／m以下のフタ桁の値になった。走ったおかげで、また熱が上がり、そして下がった。

月曜日、夫の右側頭部は二〇〇V／m超え！　腕も一〇〇V／m超え。下着、ランニングシャツ部位の背中からも五〇V／m超えで、汗が衣服に付着すると、衣服からも電磁波が発生していた。風呂に入ったら頭部も一〇〇V／m程度に下がった。一か月たった現在は、頭部は腕も二〇V／mになった」

●5Gと周波数で〝共鳴〟

彼女は、5G周波数を感知した理由も解説する。

■5Gとワクチン：……なぜ、5G領域の電磁波か？　それは、外部から5G電波を照射したら、その周波数を出している物が〝共鳴〟するからである。病院のMRIと同じ原理だ。ワクチンと5Gとの関連性は、以前から言われている。マイクロチップの目的が、人々を不抜けにさせるための〝洗脳〟ならば、〝共鳴〟する周波数を出す物を、マイクロチップに入れるのが妥当な考えだと思う。ワクチンに5Gを仕込んでくるとは思わなかった。

■接種者感染：……〝シェディング〟と言われる影響で、生理や不正出血という報告があるが、私のばあいは、夫が一回目の接種を受けた日の朝には、生理になっており、二回目はその三週間後で、二回目の三日後に生理になった。これは生理周期としては、二四日なので短いが、最近、更年期なので、そういう短い周期の生理は頻発している。

（夫の）二回目接種の六日後、私は朝から久しぶりに、酷い頭痛がした。

七三一部隊と同じ〝生体実験〟、やり放題だ

●七三一部隊、悪魔の〝生体実験〟

わたしは、あの七三一部隊を思い出す。

第二次大戦中、中国で数千人もの捕虜たちを次々に〝生体実験〟した悪魔の部隊だ。著書『ワクチンの罠』（イースト・プレス）で、その一端をあばいた。

しかし、書いているうちに、おぞましさと吐き気で、気分が悪くなってきた。

――「面白半分の実験も行われました。隊員から聞いた話では、血管の中に空気を注射して、どのくらいで死ぬかとか、輸血にサルや馬の血を入れてみるとか、〝胃腸返し〟といって、胃と腸の位置を逆転して吻合《ふんごう》するといった実験も……」

一九九五年一二月に行われた、作家・森村誠一氏講演の一部だ。

氏は、戦時中における七三一部隊の、身の毛もよだつ〝人体実験〟の全容を暴露、著書『悪魔の飽食』（角川書店）は、日本中を震撼させ、驚異的ベストセラーとなった。

七三一部隊は一九三三年、中国ハルピンで生まれた部隊である。当時の満州国に展開していた関東軍は、旧ソ連軍の南下を阻止する決定的〝兵器〟を模索していた。

●実験材料の大量〝マルタ〟

そのとき、ひとりの軍医が手を上げた。

「医学を〝兵器〟として使ってはどうか?」

その軍医こそが、石井四郎中将。当時、軍医は第一線には立てず、中将以上の位には昇進できなかった。野望を抱いていた石井軍医は、「細菌やウイルスを兵器として使うこと」を関東軍の上層部に進言したのだ。

「なるほど、これならソ連軍の南下を阻止できるぞ」

軍幹部らは、この新しい〝兵器〟の発想に、大いに前向きになった。

こうして、〝生物兵器〟開発の第一歩が踏み出された。

実験には、大量の〝材料〟が必要となる。

「……軍部は、ハルピン郊外に、生物兵器開発のための特殊部隊を創設。それは七三一部隊と命名された。隊員として約三〇〇〇人が召集され、石井軍医は、その部隊長に抜擢された。実験の〝材料〟として集められたのが中国人だ。戦争捕虜やアヘン中毒者、四人、反日活動家……さらには日本軍の買収に応じなかった者、民族主義や共産主義など思想犯の疑いをかけられた者などが、対象になった。隊員たちは、彼らを〝マルタ〟(丸太)と呼んだ。こうして〝マルタ〟として生きたまま〝生体実験〟によって惨殺された者は、三〇〇〇人以上と伝えられる」(同書)

ワクチン〝生体実験〟の〝マルタ〟は全人類だ！

●どんな実験もやり放題

「実験に、大量の〝材料〟が必要」なのは、ファイザー社なども同じだ。

しかし、世界のワクチンメーカーはラッキーだ。当時の日本軍部のように、捕虜をつかまえて〝生体実験〟用の〝材料〟にする必要はない。

なんと、世界中で多くの人が、進んで〝生体実験〟に参加してくれている。

ほぼ全人類が、喜んで〝マルタ〟になってくれる。

こうなると、どんな〝生体実験〟もやり放題だ。

ワクチン注射と偽って、何でもかんでもやれ！　そのノリになってもおかしくない。

「〝生体実験〟など許されない！」と叫んでも、じっさい、七三一部隊は悪魔の蛮行で生身の人間を切り裂き、毒を盛り、惨殺の限りをくり返したではないか。

「『ワクチン成分表』に、変な物は見当たらない」

悪魔勢力の連中が、正直に書くはずないでしょう！

公表された「情報」のみを信じるのは、あまりにお人好しすぎる。

ワクチン利権に利用されたジェンナーの悲劇

●ロスチャイルドの暗躍

そもそもワクチンとは、その開祖ジェンナーの時代からペテンだったのだ。

いうまでなく医薬品を用いるのは病人のみだ。これでは、売上もたかがしれている。

なんとか健康人をひっくるめて全人口にクスリを投与するきっかけがつくれないものか？

そこで〝やつら〟の頭にひらめいたのが、〝予防〟というキーワードだ。

感染症を〝予防〟するとだませば、健康人もひっくるめて、全人口にクスリを投与できる。

病人のみの投与にくらべて、稼ぎは膨大だ。

なんという〝すばらしい〟アイデア。

伝染病を〝予防〟する、という神話をでっちあげれば、こっちのものだ。

そこで、〝闇の勢力〟イルミナティが着目したのが、ジェンナーの実験だ。

彼は牛痘を一人の少年に接種したら天然痘にかからなかったことから、「天然痘は種痘で予防できる」と主張した。しかし、たった一つの症例では、雲を掴むような話だ。この噂を聞いた欧州一の富豪マイヤー・アムシェル・ロスチャイルドは、この利権に着目した。

彼は、先立つ一七七六年、秘密結社イルミナティを創設している。

その欧州全土への政治力は、他の追随を許さない。

●天然痘の感染は爆発した

こうして、たった一人の田舎医者ジェンナーが提唱する種痘は、またたくまに欧州全土の王国で国民に強制されるようになった。英国では拒否者は、即座に投獄された。

医学的効果もまったく立証されないまま、アッというまに欧州全土で、種痘は〝国策〟として国民に強制されたのだ。

――以上はわたしの類推だが、これが強行されたのは、ロスチャイルド財閥の強大な威力以外に考えられない。

その結果、何が起こったか？

欧州全土に爆発的に天然痘が猛威をふるったのだ。そして、数十万人が命を落とした。

ドイツ国内だけで、わずか一年で一二万人が命を落とした。しかし、この目を覆う惨劇は、徹底的に隠蔽された。

そして、ジェンナーは〝予防接種の父〟という偉人に奉りあげられたのだ。

しかし、ジェンナーは「私は大きな過ちを犯したのでは……」と悔いながら死んでいったのだ（拙著『コロナとワクチン』共栄書房、参照）。

めざめろ！　ワクチン神話は完璧なサギだ

●会社はタダ取り丸儲け

ジェンナーの嘆きをよそに、〝闇勢力〟イルミナティは、ワクチン利権に邁進した。「伝染病を予防する」と言えば、だれも反対できない。天然痘の種痘で〝やつら〟は学んだ。国家を〝洗脳〟すれば、国家予算でワクチン接種を強行できる。費用は国家もち。反対者は厳罰だ。副作用は国が補償。製薬会社は丸儲け。なんと〝すばらしい〟商売だろう。

こうしてワクチン産業は、ジェンナー以来、超巨大ビジネスとなった。

この利権の奴隷となったのが医学教育（狂育）だ。

その〝洗脳〟に役立ったのが、免疫学の発達だ。

体外から異物（抗原）が侵入すると免疫力（抗体）が排除する。「抗原抗体反応」は、ワクチン利権を強化・推進するのに最適の理論だった。

当然、医学界にも、巨大利権のエサがばらまかれた。研究者たちは、札束で口封じされたのだ。こうして、ジェンナーのペテンは、現在のワクチンのペテンにまで引き継がれている。

●流行終わって打つ予防接種！

図6―1（次ページ）を見てほしい。

われわれは小学校のときから、これらを予防接種と習い、じっさいに強制されてきた。

教師も保護者も、恐ろしい伝染病を予防してくれるありがたい制度だと信じきっていた。

しかし、これら各々の感染症グラフを見てほしい。各々ワクチンが〝やつら〟のいうように伝染病を防ぐものなら、少なくとも流行のピークに打っているはずだ。

しかし、それぞれのワクチン接種は、すべて〝流行〟が終息してから打っている。

これはどういう意味か？

つまり、各ワクチンに感染症の予防効果など、まったくない。

だから、流行が終息して病原菌がほとんど消えた段階で、アリバイ的に打っている。

そして、流行が終息すると、こう発表したのだ。

「ワクチン接種が、流行の猛威を終息させました」

これを国会や学界やメディアで発表する。

政治家も、学者も、記者も、みんなコロリと騙された。

■ワクチンの“予防”効果ははじめから嘘だった

図6−1　伝染病死亡とワクチンの関係

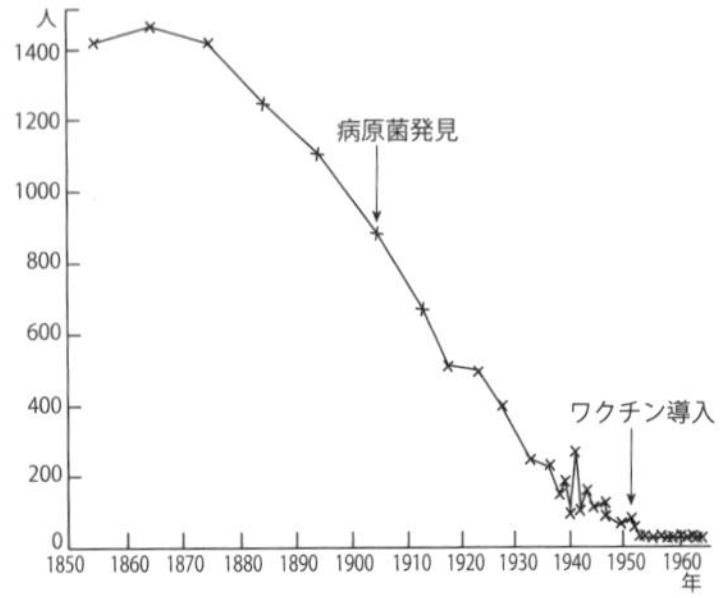

英国での子どもの百日咳死亡率
出典：『The role of medicine』Basil Blackwell, 1979

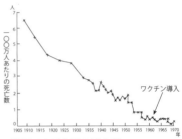

英国での破傷風の死亡率
出典：『The role of medicine』Basil Blackwell, 1979

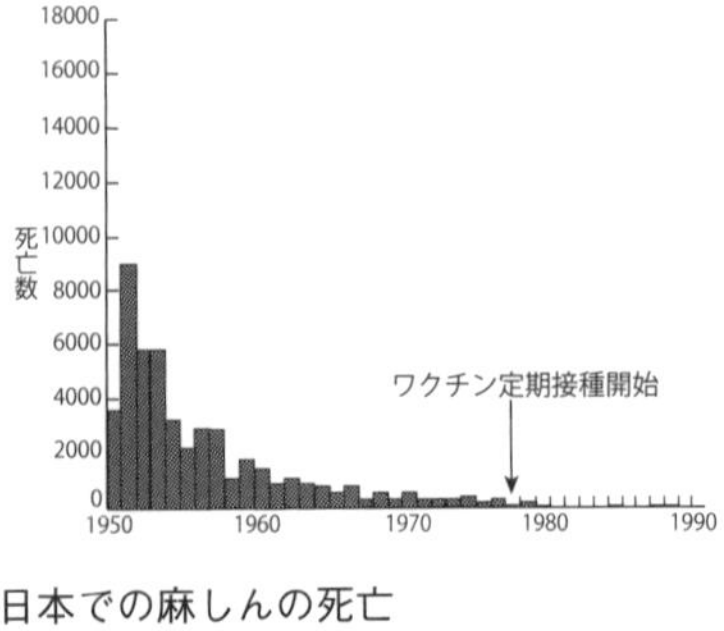

日本での麻しんの死亡
出典：国立感染症研究所感染症情報センター

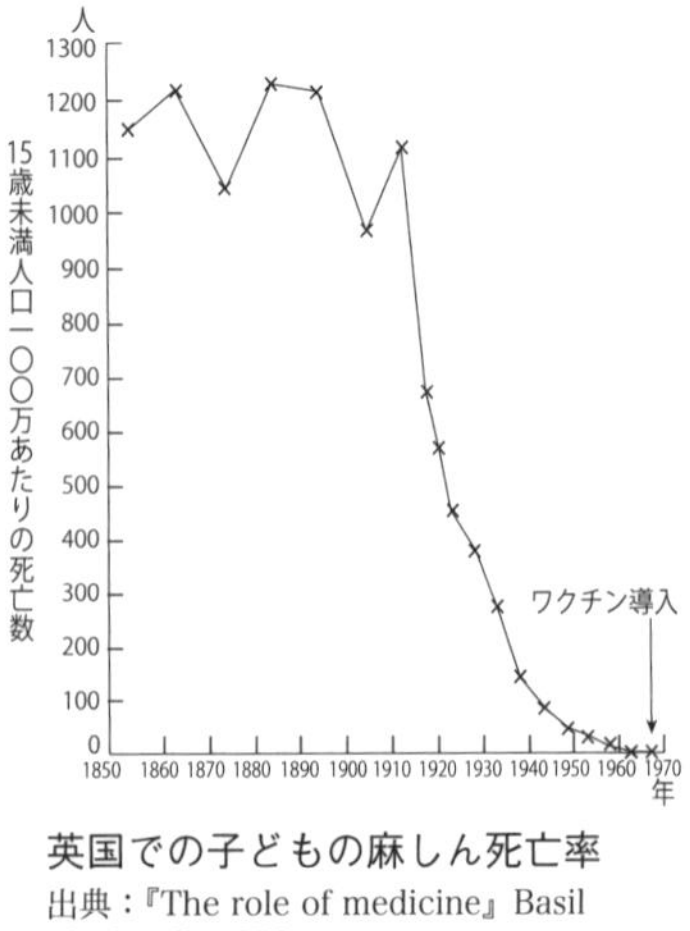

英国での子どもの麻しん死亡率
出典：『The role of medicine』Basil Blackwell, 1979

〝闇〟の勢力が仕掛ける焦りの〝最終攻撃〟

●米大統領選で追い詰められた

ジェンナー、七三一部隊、いんちきワクチン……そして、今回のコロナワクチン。

まさに、歴史はくりかえす。

しかし今回は、かつてのワクチン強行とは次元がちがう、スケールがちがう。

ついに〝やつら〟は、本気で仕掛けてきた。そこには焦りがある。

ディープステートにとっては、二〇二〇年アメリカ大統領選挙でバイデンが政権を奪取することが既定路線だった。しかし、フタをあけたら巨大な地滑りのようにトランプ支持票がなだれ落ちてきた。

それを挽回するため、バイデン陣営つまりＤＳ側は、不正の限り、犯罪の限りをつくした。

こうして、空前の選挙犯罪によって、〝やつら〟はトランプから大統領の座をもぎ盗った。

米政府の公式最終報告（『ナバロ報告』）によれば、ドミニオン社コンピュータの不正などなければ、トランプ大統領は五〇州のうち四九州で勝っていたのだ（拙著『アメリカ不正選挙２０２０』成甲書房、参照）。

●トランプ陣営と反乱法

わたしは確信する。トランプは在任中に反乱法に署名した。これが発動すると、警察権、司法権は軍部に移行する。だから、トランプは数千人の州兵に逮捕特権を与えたのだ。

反乱法発動で選挙は無効となる。政権は軍部に移行する。ペンタゴン（米国防総省）は、いまだバイデンの立ち入りを許さない。軍事情報も与えない。

そして、軍部はディープステートの面々を次々に逮捕し、キューバのグァンタナモ刑務所に輸送している。そこでは連日、軍事裁判が行われ、ＤＳの面々が国家反逆罪などの重罪で裁かれ、次々に処刑されている。

だから、現在のアメリカは〝闇〟側のバイデン政権と、〝光〟の側のトランプ政権との二重構造となっている。

この、〝光〟の側からの攻勢に焦った〝闇〟勢力が、最後の攻撃として仕掛けて来たのが、ワクチンによる人類への最終攻撃なのだ。

コロナワクチンには多くの未知〝物質〟が潜む

●約一〇倍もの未知成分

コロナワクチンに話を戻す。

仕かけた〝やつら〟は、中になんでも入れることができる。

それは、これまでのワクチンも同じ。

ワクチンのほんらいの目的は、人類をターゲットにした生物兵器なのだから、とうぜんだ。

ちなみにエイズ以来、鳥インフルエンザ、豚インフルエンザ、ＳＡＲＳ、エボラ出血熱そして、〝ＣＯＶＩＤ－19〟に至るまで、すべて、遺伝子組み換え技術による人工ウイルスだ。

かつて〝闇の勢力〟がでっちあげたのが、豚インフルエンザ・パンデミックだ。

このとき登場した〝ワクチン〟からは、約八〇種の有毒成分が検出されている。

しかし、表向きに公開された配合成分は一〇種類ほど。

だから、ワクチンには公表成分の一〇倍近い〝謎の〟成分が潜入している、と考えたほうがよい。

他方、さまざまな情報源から、ワクチン秘密成分が浮き彫りになってくる。

●約八〇の未知の毒物

大手製薬会社が未知の有害物質をワクチンに混入させるのは、〝常識〟だ。ＦＤＡのワクチン管理局長Ａ・モリス所長は告発している。当時、米国民に強制されようとしていた豚インフルエンザ・ワクチンには、約八〇種類もの毒物が混入されていた。

同所長は、告発と同時に解雇、四か所の研究室が襲撃された。実験動物は殺処理され、研究記録はすべて没収、焼却された。

オーストリアの女性ジャーナリスト、J・ブルガマイスター氏は糾弾する。

「この騒動は、製薬会社の金銭利益だけではない。人類を〝間引き〟する大量殺戮が目的だ」

さらに、「ワクチン接種のときにマイクロチップ埋め込みが行われている」と暴露している。

二〇〇九年、彼女は以下の人物・組織をFBI（米連邦捜査局）に告発した。

――WHO、国際連合、オバマ米大統領、デビット・ロックフェラー、ジョージ・ソロス…

…ほか多数。「罪状」は、「致死的ワクチンで人口の間引きを策略している」。

まさに、歴史は繰り返す……。

●人類を〝電子家畜〟で監視

ワクチンに潜んでいるモノ……。

それらヤバい技術を調べると、戦慄してくる。〝闇勢力〟による、想像を絶する人類支配の恐るべき未来構想が浮かび上がってくるのだ。

それを一言でいえば、人類を〝電子家畜〟として監視し、管理する未来社会だ。

①マイクロチップ：電磁波でコントロールし、チップも電磁波（電波）で外部と交信する。
今回、コロナワクチンを打った部位から電磁波が発生している、と話題になっている。

じっさい、電磁波測定器でも確認されている。

つまり、電磁波を発する〝何か〟が、注射されたことは、まちがいない。

これまで、マイクロチップと呼ばれ、辛うじて目に見えるサイズだった。

しかし、どんどんミクロ化し〝パウダーチップ〟と呼ばれ、さらに極小になっている。もはや目に見えない。それは〝ナノチップ〟とも呼ばれる。

それでも、電波を発し、外部と通信機能がある、という。さらに、GPSやセンサー技術まで搭載している……もはや、われわれの想像を絶するナノテクノロジーの世界だ。

②ナノロボット：「ファンタジーではありません。じっさいに起こっていることなのです」（キャリー・マディ医師）

「二〇一五年、イノヴィオ社はDNAワクチン開発で、四五〇〇万ドル受け取っています。同社は、このワクチン開発に、ナノテクノロジー使用を認めています。ナノテクとは、『ミクロの極小ロボットを使う』ことです。これら企業は、すべてビル・ゲイツ財団から資金援助を受けています」

③ハイドロゲル：ペンタゴン（米国防総省）のDARPA（国防総省計画局）も開発を支援している。これは、ソフトで柔軟な注入用〝チップ〟だ。

人類の〝ヘルス・モニタリング〟（健康監視）の目的で、皮下に注入する。

このナノテク「ハイドロゲル」は、一度体内に移植されると、体内で成長し、広がっていく。

そして、われわれのDNAにどう影響するかは不明。

マディ医師は、このゲルの隠された恐怖を警告する。

「……私たちは、全員スマホに健康アプリが入っています。それを〝無効〟にできても、〝削除〟はできない。この一つが〝かれら〟が作成した『COVIDアプリ』（コロナ感染者を特定するアプリ）です。〝かれら〟はあなたに〝準備〟をさせている。アプリつまりソフトウェアを持っている。あとは、あなたに『ハイドロゲル』を少し注入するだけ。すると、永遠に体内の全てがモニター（監視）される。女性なら、排卵、月経周期、SEXの回数までも……！男性ももちろん、体内のアルコール量、ビタミンやミネラル……何歩歩いているかなど」

つまり、体内に注入されたゲルが一生あなたの健康状態を監視する。〝ゲル〟は体外に電波（電磁波）で情報を送信している。だから、電磁波測定器が電磁波を検出するのだ。

④シール・ワクチン：二〇一〇年、DARPAはシール状〝遺伝子ワクチン〟を開発している。「それは、マイクロ・ニードル（微細針）が付いたシールです。それを皮膚に貼る。すると、非侵襲的（体に傷を付けず）に、合成DNAワクチンを投与できる。電気的に小さな穴をあけて投与できる。この技術を〝エレクトロポレーション〟といいます。まったく無傷で本人は気づくこともない」（マディ医師）

⑤磁性たんぱく質：「遺伝子組み替えされた〝マグネタイトたんぱく〟が、脳や行動を遠隔操作する」「遠隔から特定の神経細胞を活性化できる」（米国論文より）

磁性物質に脳をハイジャックされた人間は、意識を失った奴隷になるかもしれない（中村篤史医師）。

⑥精子喰いナノボット：「二〇二一年は〝ナノボット〟（ナノテクロボット）をワクチンに混入して、一般市民を〝ゾンビ奴隷化〟計画です。ワクチンの中の〝ナノボット〟が精子を食べて不妊化する＝人口削減計画の証拠映像（**写真6-2**）があります」（NAOKI IGUCHI）

⑦ナガレース酵素：「この酵素が添加されているワクチンの害を訴えた医師……二〇一五年六月のブラッド・ストリート博士をはじめとして、わずか一年ほどで六〇名以上が不審死をとげ、それは今も続いており、一〇〇名以上が死んでいます。免疫力の戦士であるマクロファージはビタミンDにより活性化されます。ビタミンDは、マクロファージの栄養源です。ビタミンDは体内で生合成され、それには日光浴が不可欠。ところが、ナガレースなる酵素は、人間の体内でのビタミンD合成を阻害し、マクロファージの免疫力を抑制する、という。その〝酵素〟をワクチンに混入しているようだ。それを暴露、指摘したアメリカの医師六〇人以上が、あいついで不審死を遂げていたらしい」（同）

■驚異！　精子を食べるナノボット

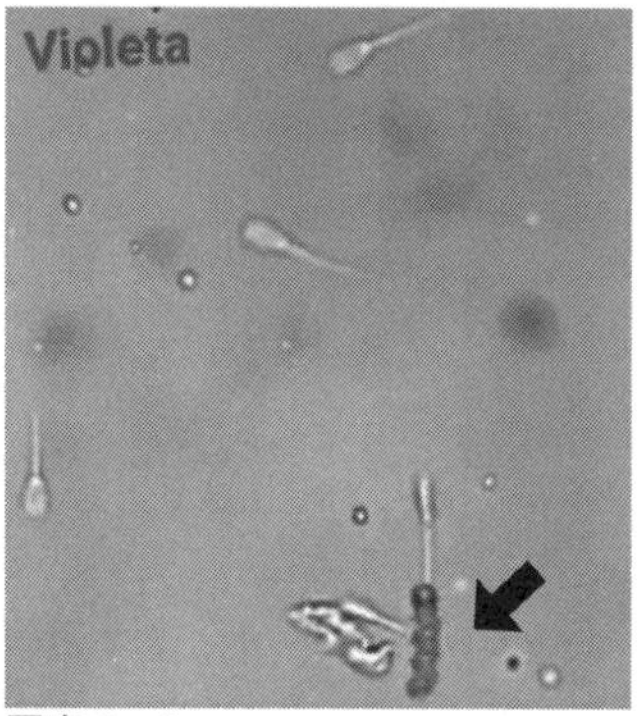

写真6-2

⑧ナノ酸化グラフェンの毒性：その毒性は――①血中か

ら全身臓器に分布。②ミトコンドリア障害。③炎症物質を放出。④たんぱく変性作用。⑤凝集し血栓の原因。⑥細胞・DNAを破壊。⑦重金属汚染の原因。⑧電磁場で生体反応。⑨味覚・嗅覚異常。⑩肺炎の原因。

⑨電脳技術（BMI）：これは〝ブレイン・マシン・インターフェイス〟と呼ばれる技術。二〇二〇年、DARPAは〝脳と機械を接続する〟計画の存在を認めている。そこで形成されるのが〝ニュートラル・ネットワーク〟だ。つまり、AIと人間の脳が繋がる。すると、思考するだけでコミュニケーションが可能になる。さらに、遠隔でヒトは影響を受けたり、コントロールされたりする。そんな時代が目の前に迫っている。

ここで、ワクチン開発を利用した米軍部の目的がハッキリしてくる。それは、軍事計画であり、人間の脳の〝電子化〟支配である。

――マディ医師は、最後に訴える。

「……本質的にコロナワクチン接種は、新しい（人間の）種を生み、古いもの、つまりわたしたちを破壊することになります。〝人間〟としてのわたしたちを……。ワクチンはナノテクノロジーと、そのロボット的作用を一度に行うのです。つまり、私たち全員を、人工知能AIにつなぐことができるようになる。これは、一方通行ではありません。双方向通行です。ゾッとする話です。ジョークではありません。どんどん話題にしてください。SNSをやめないで、拡散して、この話題であふれさせてください。より多くの人々をめざめさせたら、まだチャンスはあります。心から、平和への願いをこめて……」（拙著『コロナとワクチン』より要約）

彼女の動画はネットにアップされるや、即座に消去された。

しかし、ダウンロードした数多くの人たちが、メールやＳＮＳなどで、今日も世界に拡散し続けている。

新たな有毒成分〝酸化グラフェン〟が急浮上……！

●ネットで話題沸騰、賛否両論

以上のように、人類に強制的に打たれるワクチンには、何が入っているかわからない。

〝闇の勢力〟は、何でも入れ放題なのだ。

公開された成分表でも、防腐剤として発ガン物質ホルムアルデヒドが配合されていたり、神経毒の水銀が添加されていたり、まさにワクチンそのものが劇薬であることが一目でわかる。

しかし、公表された成分は、まだまだ可愛い物だ。悪魔勢力が密かに混入する〝物質〟の方が、はるかに恐ろしい。それは、これまでのべたことからもお判りだろう。

そして――。ここにきて、新たな毒性成分が浮上してきた。

それが、酸化グラフェンなる物質だ。ネットでは、この新たな毒物に話題騒然だ。

「フェイクニュースだ！」「いや重大な新事実だ」

賛否両論がSNSで飛び交い、拡散している。

しかし大半は、新情報として前向きに解釈している。

●七つの疑問が氷解する

「……これまで、いまいち釈然としなかったコロナ騒動における七つの疑問が、すべてとけました！」（ライフコーチかめちゃん）
その七つの疑問（なぜ？）とは――

(1) ワクチンを打った人の体に、血栓ができるのか？
(2) ワクチンを打った人の体に磁石がくっつくのか？
(3) DSは世界中の人々にマスクをさせたがるのか？
(4) DSは世界の人々にPCRを受けさせたいのか？
(5) コロナ〝感染〟で味覚障害、後遺症が残るのか？
(6) ウイルスは存在しないのに〝肺炎〟で死ぬのか？
(7) コロナ騒動は二〇一九年武漢から始まったのか？

●スペイン研究チームの告発

なぜ唐突に、この重大〝容疑者〟酸化グラフェンが登場したのか？

それはスペインの研究チームの発表がきっかけとなった。

その動画がネットで公開され、世界に衝撃が走った。

酸化グラフェンなる物質は、おそらく医療関係者でも初耳だろう。それもそのはず、ファイザー社などが公表しているワクチン成分表には、一切記載されていない。

スペイン研究チーム発表の結論は「酸化グラフェンがワクチンだけでなく、マスク、PCR検査などからも体内に〝密かに〟入れられて、様々な症状を引き起こしている」

つまり、ワクチンにも、さらにマスクにも、PCR〝綿棒〟にも、酸化グラフェンは潜んでいる、という。

では、5Gの電磁波はどう関係するのか？

……酸化グラフェン成分が活性化する条件があり、それが、5G電波の周波数と一致する。

「……ナノ酸化グラフェン粒子は、ファイザー社の遺伝子注射だけでなく、二〇一九年のインフルエンザ・ワクチンやPCR検査綿棒、下線マスクからも検出された、という。遺伝子注射は、〝スパイクたんぱく〟と複数のナノ粒子の毒物の混合体です。この酸化グラフェンとまったく同じ仕様を持つものが、シリカ（二酸化ケイ素）です」（崎谷博征医師）

●脳に侵入、ハイジャック

このナノ粒子グラフェンを神経細胞に取り込ませる研究もある。

①薬のキャリア（運び屋）として。②伝導性を利用して神経操作。③血液脳関門を通過し脳神経に到達。

ジェーン・ルビー博士は「コロナワクチンに磁性ナノ粒子が入れられている理由は、磁場を利用してmRNAをより確実に細胞に届けるため」という。「このプロセスをマグネトフェクションと言います」。つまりは、ズバリ「脳に送り込み」「ハイジャックする」ためだ。

ここにも、人類、家畜化、ロボット化のたくらみがある。

酸化グラフェン、六つの有害性

●血栓、免疫、肺炎、味覚、磁気……

スペイン研究チームの結論は、次の六点。

①血液を凝固させ血栓を作る。

②免疫系の変質を引き起こす。

③肺に蓄積され肺炎を起こす。

④金属味で味覚障害を起こす。

⑤吸い込むと味覚嗅覚を失う。
⑥体内で強力〝磁気〟を持つ。

これらを、さきほどの疑問点と照らし合わせてみよう。

⑴血栓：ワクチン接種後の血栓生成はこれまで、「〝スパイクたんぱく〟が血管内皮に〝刺さり〟血栓ができる」と説明されてきた。それに加えて、酸化グラフェンも血栓生成に一役買っていたのだ。

⑵磁石：「酸化グラフェンは、生体内で強力な磁気特性を獲得する」（研究チーム）
だから磁石が外からくっつく！

●マスク、PCRにも潜む

⑶マスク：なぜ〝闇の勢力〟は、世界中の人たちにマスクを強制するのか？
ここで、意外な仕かけにおどろく。

⑷PCR検査：これも同じ。
じつは、マスクの不織布には、密かに酸化グラフェン加工が施されている。PCR検査の綿棒にも、酸化グラフェンが染み込ませてある！
こうして、ワクチン、マスク、PCR検査の三つから、体内に微量酸化グラフェンがとりこまれている、と研究チームは主張している。

●味覚、嗅覚異常の原因にも

「……もちろん、マスクやPCR綿棒で体内に引き入れられる酸化グラフェンは、微量だと思う。一番、最悪なのはワクチンを打つこと。だけど、日々マスクをしているだけでも、この酸化グラフェンは体内に少しずつ、蓄積されていく」（かめちゃん）

つまり、ジワジワ体内に蓄積させていくために、マスクを強制している……!?

(5)味覚・嗅覚：〝COVID-19〟で味覚障害、嗅覚障害が起きる……とは、よく報道されてきた。しかし、コロナウイルスが消滅して存在しないのに、味覚異常などが報告されている。

その謎も酸化グラフェンで解ける。

「酸化グラフェンを吸い込むと、粘膜に炎症が起こり、味覚が失われ、嗅覚も失われる」（同チーム）

(6)肺炎：すでにコロナウイルスは存在しないのに、なぜ、肺炎で死ぬのか？

これは、通常の肺炎死を〝コロナ死〟に加え、恐怖を煽る〝死ぬ死ぬ〟詐欺も一つの原因。

さらに、酸化グラフェンが「肺に蓄積され肺炎を引き起こす」。これで謎も解ける。

世界初の5G実験都市〝武漢〟で発生した理由

●5Gがコロナ毒性を増強

⑺武漢：なぜ中国の研究所で〝COVID-19〟が出現したのか？

それには、5Gが重要なカギとなる。

研究チームは解説する。

「……酸化グラフェンには『電子吸収帯』と呼ばれるものがある。つまり、ある周波数を超えると、材料が励起されて、非常に急速に酸化し、自然の抗酸化物質であるグルタチオンの蓄えに対する毒性物質の均衡が崩れるのである」

これは少しわかりづらい。つまり酸化グラフェンは、特定周波数の電波を吸収し、体内の抗酸化物質を〝無力化〟する。すると体は危険な酸性体質に傾く。

だから、ワクチン原料の酸化グラフェンは、5Gで増強される。

なぜ、コロナは子どもの犠牲者が少なく、六〇歳以上の高齢者には多いのか？

それは、酸化グラフェンに対する抗酸化物質グルタチオンの自然生成量が、六〇歳以上では急速に衰え、若者は豊かに持っているから、と説明できる。

「……まさに、この酸化が励起される周波数帯は、新しい5G電波技術の新しい放出帯域で放

出されています。だから、パンデミック最中にも5Gアンテナ配備は止まらなかったのです」（同チーム）

ワクチン成分酸化グラフェンは、5G電波を吸収し、毒性をパワーアップする。

コロナ茶番には5Gも密接に関わっている。

同様に〝COVID-19〟なるウイルスも、5Gに〝共鳴〟して毒性を増強するようだ。

それが武漢から発生した理由だと、スペインチームは指摘している。

●すべての謎が解けてくる

同チームは、以下を強調する。

「……すべては武漢から始まり、ここが二〇一九年一一月下旬に5G技術試験を行う世界初のパイロット・サンプル都市であったことを、忘れてはならない」

つまり、5G電波を世界で初めて照射した都市である。

その開始日時が、みごとに〝COVID-19〟出現と一致している。

これは、偶然ではありえない。

「コロナ、マスク、ワクチン、PCR検査、味覚障害……続発する肺炎の奥にあるものは、いったい何なのか？　そのすべての要素が、酸化グラフェンにつながっていくのです」（カメちゃん）

ワクチン注射を打つと〝炎症の嵐〟が襲う

●肺炎、心筋炎、脳炎……

このスペイン研究チーム発見について、アメリカで反響が起こっている。

以下、司会者（ステュー・ピーターズさん）と、ジェーン・ルビー博士との対話（二〇二一年七月六日、テレビ動画）より。

司会者：あなたは、あることを発見しましたね。

ルビー博士：ワクチン成分には酸化グラフェンが含まれています。

mRNAワクチンの割合は〇・〇〇八％。その他の成分中に酸化グラフェンも含まれます。

そのワクチンにより体内に発生する酸化ストレスは、文字通り細胞内すべてを破壊します。体をレベル10の患者のような状況にします。炎症、サイトカイン、ケモカインなどを起こします。信じられないほどの激しい反応です。いうなれば〝炎症の嵐〟がやってくるのです。特に、急性肺炎を起こしやすい。これは、心臓組織や脳組織にも〝炎症の嵐〟を作り出します。

司会者：なるほど……。

ルビー博士：これは脳卒中や心筋梗塞に直接むすびつくのですよ。そして、私たちは、このワクチンを妊婦さんや赤ちゃんにも注射しているのです。これらは、全員が注目しなければならない、重要なことです。

●メディアは〝殺人計画〟に荷担

ルビー博士：私は、何と言ったらいいのかわかりません。しかし、今すぐすべてを中止すべきです。これは、本当に危険です。

司会者：恐ろしいです。聞いていて寒気がします。なぜ、メディアがこの件を取り上げないのか、わかりません。〝かれら〟は、それに協力し、皆の〝死〟を望み、〝殺人計画〟に加わっている。これは馬鹿げています。〝かれら〟は、これを子どもたちに強要したいのです。

質問させてください。〝かれら〟が完全に作り上げたこの酸化グラフェンを、人の体内に満タンに入れようとする「動機」は何ですか？

人々に〝毒〟を盛って〝殺す〟以外に、この物質にはどんな働きがあるのでしょうか？

地球規模の〝人体実験〟であり〝殺人計画〟だ

●通常絶対に許可されない

ルビー博士：科学者として考えられる唯一の説明は……情報提供なしの、同意を得ない、世界規模の大規模な「実験」ということです。

なぜなら、〝かれら〟は、決してこれを実験として人間に投与できないからです。「人体実験倫理委員会」（筆者：第二次大戦のナチスの戦争犯罪を裁くニュルンベルグ裁判で創設。以来、非道な人体実験は世界中で禁止）は、この物質が入ったもののプロトコル（処方）を決して承認することはないでしょう。

先ほどお見せした研究、二〇一六年実施「酸化グラフェン毒性」によると、これは動物で広範囲で使用されており、その毒性は注入用量に関連しているという。

しかし、このような有害物質を含有するものを作る理由は、他にありません。

赤ちゃん、妊娠中の女性に使われたこともない。

●ＰＣＲは詐欺、ウイルスは無い

司会者：緊急使用「許可」が与えられたとき、〝有効性〟などがメディアで報道されました。これはニセ情報であり、完全なウソです。

〝かれら〟は、「このワクチンがコロナウイルスを九八・六％殺すのに成功した」と言った。

〝かれら〟は、それをどうやって証明できるのですか？

ルビー博士：話を初期にもどします。まず、ＰＣＲテストは、Ｃ・ドロステンとＯ・ランドによって作られた〝詐欺〟です。コロナウイルスは一度も分離されたことはない。そのたんぱく質配列（ゲノム）は、一度も実証されたことも確認されたこともない。本当に存在するのか、誰も証明できない。

去年〝何か〟が存在していたのか？　いま〝何か〟が飛び交ってるのか？　それはインフルエンザか？　普通の風邪なのか？　答えは、Ｙｅｓ、Ｙｅｓ、Ｙｅｓ……です。

司会者：なるほど……。

●吸入ワクチンで急死する

ルビー博士：それから、もう一つ付け加えます。スペイン研究チームは、去年から今までの〝コロナ〟の様々な症状を診てみた。するとそれらは、すべて体内にある過剰酸化グラフェンによって引き起こされる症状と述べています。

ちなみに、製薬会社は、吸入バージョン〝ワクチン〟を準備しています。

私たちは、神の助けが必要です。その新型ワクチンは、より「強力」だからです。吸入式なので肺に直接入り、ただちに〝肺炎の嵐〟を引き起こします。

もし、〝かれら〟が、（吸入ワクチンの）「緊急使用許可」を取得したら……私たちは、呼吸器に瞬時に起きる肺炎や急死を、目の当たりにするでしょう。

――とにかく、打たないで！　打つのを待って！――。

第７章　〝デルタ株〟の嘘、ＰＣＲ中止、「陰謀」は終わる……

――〝闇〟と〝光〟の闘いに、めざめた市民たちは勝利する

〝デルタ株〟爆増の元凶は、ワクチン強制接種だ

●突然、全世界で一斉に

二〇二一年四月二〇日頃から突然、世界中で〝デルタ株〟なるモンスター・ウイルスが爆発的に激増している。

「……不思議なことは、現時点では、『国と国との人的交流』は、いまだ活発ではない。国境を越えた移動は制限されている。なのに、同じ〝デルタ〟変異種が、遠く離れたさまざまな国で、ものすごいペースで増加している」（「In Deep」、要約）

ロックダウンも国境封鎖も、〝デルタ株〟爆発には無力だった。つまり、無関係……。

なら、〝デルタ株〟爆増原因は何か？

「……人と人との国際交流があまりない状態の中で、『世界に共通している』ことがひとつあ

■ワクチンが生み出したモンスター・ウイルスだ

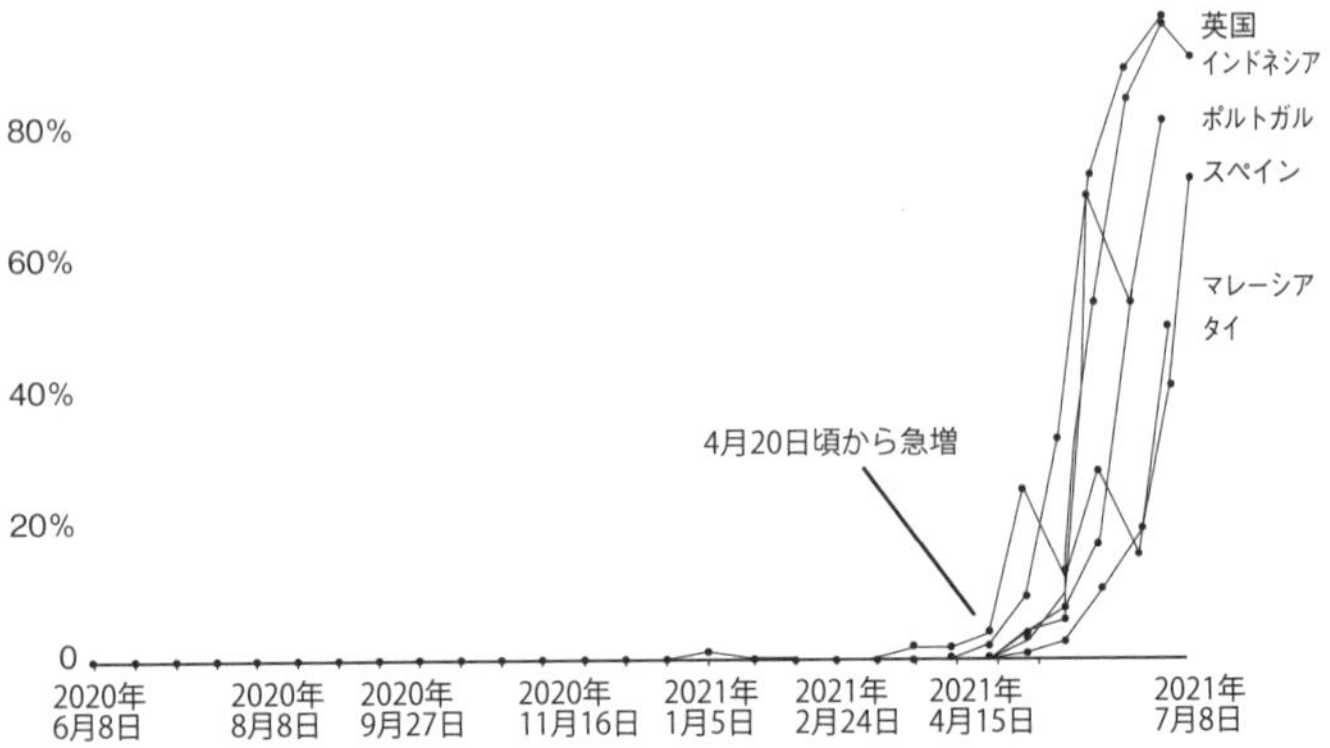

図7－1　新たな感染者のうちのデルタ株の割合の推移（過去１年）

出典：Our World in Data

る。それは、『ワクチン接種数の驚異的な進展』です」（同）

もはや、だれの目にも明らかだ。〃デルタ株〃爆増の元凶は、人から人への感染ではない。世界各国で同時スタートした、コロナワクチンの強制接種が原因だ。

●モンスター・ウイルス

ゲイツ財団の元ワクチン開発局長だったボッシュ博士の言葉を思い出してほしい。

――ワクチンの大規模接種は、手に負えないモンスター・ウイルスを生み出す――

ボッシュ博士は、ワクチン開発に従事していたが、その悪魔性に恐怖し、内部告発の道を選択している。

「……新型コロナワクチンは、人間のすべての免疫能力を〃破壊〃して、人を死に導く。人類の存続のために、即時、ワクチン使用禁止を求める」

モンタニエ博士も「ワクチン接種が凶暴な変異種を生出す」と警告してきた。

その懸念は、〝デルタ株〟の出現によって〝証明〟されたのだ。

このモンスターは、さらなる悲劇も引き起こしている。

それはインドでの「ムコール症」という難病の蔓延だ。これは致死率五〇％を超える真菌感染症だ。〝デルタ株〟感染者への治療に多用されるステロイド剤が発症のひきがねと指摘されている。ちなみにムコール症感染者の約八〇％が〝COVID-19〟に感染している。

〝デルタ株〟の正体、ワクチンが変異種をつくった

●拡大もワクチンが元凶だ

「……変異種も、感染拡大も、ワクチン接種が〝ひきがね〟だ！」（モンタニエ博士）

ワクチンが変異種を出現させる。

岡田正彦博士（新潟大学名誉教授）やボッシュ博士（元ゲイツ財団）なども、同様の指摘をしている。勇気ある研究者たちが、つぎつぎに声を上げ始めた。

それは、公的データからも一目瞭然だ。皮肉である。〝感染を防ぐ〟――という名目で接種されるワクチン。それが凶暴変異種を生み出し、感染を爆発させているのだ。

■ “デルタ株”はワクチンで突然変異して爆増

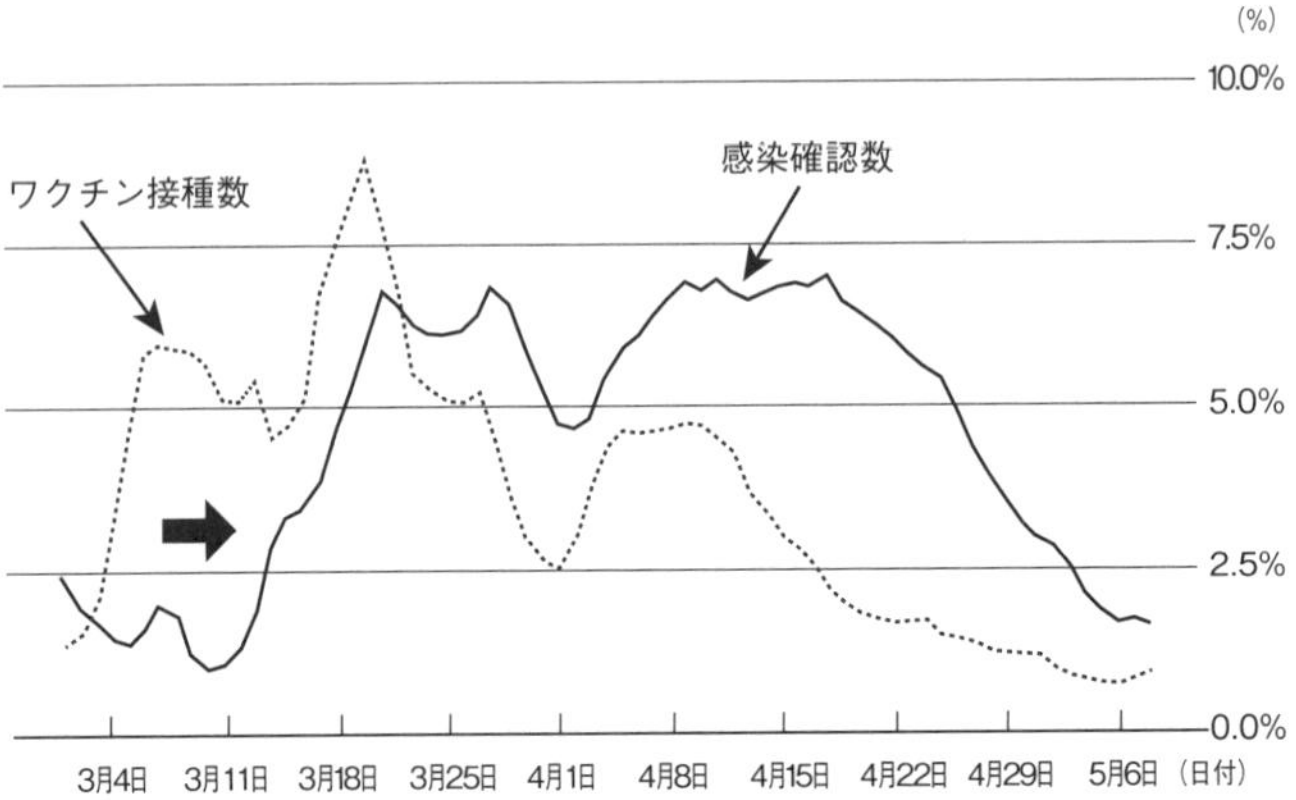

図7－2　インドの感染者数とワクチン接種数の比較

出典：Prof Shamika Ravi

それを、如実に示すグラフがある（図7－2）。

二〇二一年三月からのインドの例だ。

インドの経済学者シャミカ・ラビ教授がSNSに投稿したもの。

ワクチン接種者数（波線）のグラフから、数日遅れて、感染者数（実線）のグラフも同じ曲線を描いている。

「……インド感染第二波は、ワクチン接種推進と密接に続いているように見える」（ラビ教授）

●通常コロナが突然変異した

世界のメディアは、「第二波〝デルタ株〟が猛威を振るっている」と危機を煽る。イードン博士（前出）の警句を思い起こしてほしい。

「……感染症の歴史で、第二波、三波……などは、一度もない」

伝染病の病原体は、猛威を振るって急増しても、山なりのピークにたっすると右肩下がりでいきおいを失い終息していく。なぜか……？

有毒ウイルスでも環境に適応する。みずからの遺伝子を順応させ、毒性を失い、普通のウイルスにもどっていく……。

だから、感染症の患者数は、山なり曲線を描いて消えていくのだ。

ただし……ウイルスなどに、不自然な人工〝刺激〟が加わると話は別だ。

その〝刺激〟で異常な突然変異を起こす。まさに今回のコロナワクチン接種がそれだ。

普通のありふれたコロナウイルスは、約二万種もある。

どこにでも存在する。だから、人間の体内もコロナウイルスだらけだ。

その体に、有毒ワクチンを注射する。すると、猛毒〝スパイクたんぱく〟が増殖する。それを、体内で生成された〝抗原〟が攻撃する。その激しい〝攻撃〟が体内の通常コロナウイルスを突然変異させた。それが、インドの第二波、〝デルタ株〟の正体なのだ。

ワクチン接種者が増えるほど〝感染者〟も増える

●接種激減で患者も急減する！

ワクチン接種が感染爆発を引き起こしている、もう一つの証拠をあげよう。

イスラエルは、二〇二一年六月時点で、人口の六〇％がワクチン接種したといわれる。

■ワクチン接種曲線を感染者曲線が追っている

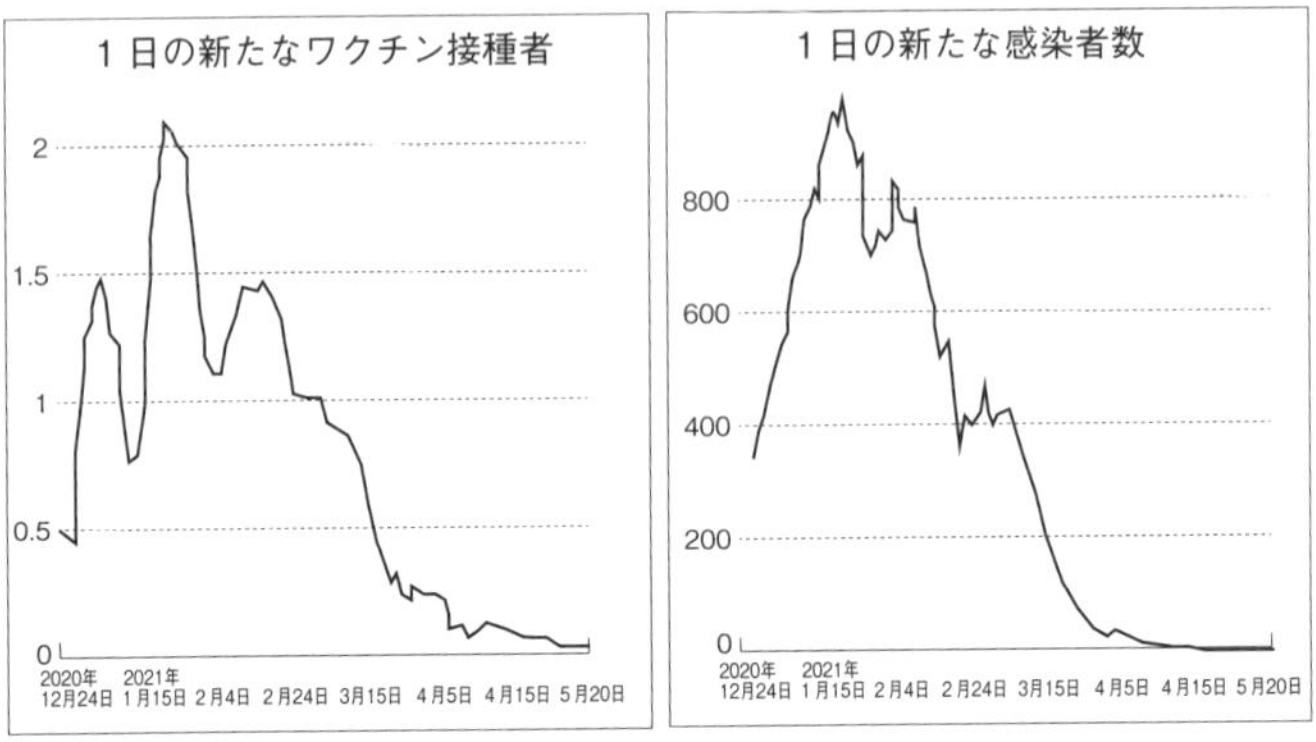

図7−3　イスラエルの1日の感染数と1日のワクチン接種数の比較（2020年12月24〜2021年5月20日）
出典：COVID-19 Data Explorer

図7−3は、ワクチン接種が開始された二〇二〇年一二月からのワクチン接種者と新たな感染者数を示す。

接種が急増すると患者も急増し、接種が急減すると患者も急減している。

見事にリンクしている。

――ワクチン接種が、新たな患者を増やす――

これは、もはや決定的だ。

マスコミは、〝インド株〟だ〝デルタ株〟だ……と、コロナの二波、三波……の恐怖を煽っている。

しかし、その患者はワクチン接種が爆増させていた……！

これほどのブラックコメディはない。

「これは容認できない！　変異種を作り出すのは

ワクチン接種そのものなのだ」（モンタニエ博士）

●接種、感染、死亡……と続く

悲劇の連鎖は、それにとどまらない。

「……グラフで見ると、ワクチン接種曲線に感染曲線が続いている。さらに、死者曲線がそれに続いている。それは、各国で起きている」（モンタニエ博士）

その根拠として「介護施設入居者が、ワクチン接種から数日以内に〝新型コロナウイルス〟に襲われた……という世界中のメディア報道があります」（同博士）

博士の動画でも、質問者がたずねている。

――WHO感染数の曲線を見ると、二〇二一年一月にコロナワクチン接種が開始されてから、新たな感染を示す曲線が〝爆発〟し、死者数も、それに続いています。とくに、若者で顕著です。

モンタニエ博士：そうです。それは血栓症を伴うものです。

●許されない重大な過ち

――コロナ集団接種プログラムをどう見ますか？

モンタニエ博士：大きなまちがいです。科学と医療のあやまちです。許せない。

変異種を作り出しているのはワクチンです。歴史が物語っています。

ワクチンを打つ。すると、コロナウイルスに対する〝抗体〟ができます。そのとき、ウイルスは何をすると思いますか？　みすみす死ぬのか？　それとも、ウイルスは別の〝解決〟を見つけるのか？　ワクチン接種の結果、新〝変異種〟は生まれたのです。これは、各国どこでも見られます。こうして、接種の曲線に、変異種の曲線……死の曲線……が続くのです。

――そもそも、パンデミックでワクチン接種する必要があるのですか？

モンタニエ博士：ありえない。世界中の疫学者は沈黙している。

彼らは誰でも〝それ〟を知っている。

ＡＤＥ（抗体依存性感染増強）ですよ。ウイルスによって生まれる〝抗体〟が、ぎゃくに感染を強める。つまり、〝抗体〟が特定感染を加速する。こうして〝抗体〟は特定感染症に有利にはたらく。作られた〝抗体〟はウイルスに付着し、その瞬間から〝抗体〟が、マクロファージなどに存在するようになる。これらはウイルスを攻撃するものです。偶然ではなく、それらが〝抗体〟にリンクしている。つまり、ワクチン接種による〝抗体〟を介した選択により、新しい〝変異体〟が作成されることは、明らかです。

南ア、英国など……変異種はワクチンが〝大量生産〟

●ウイルス生存のため変異

……わかりやすくいえば、ワクチン接種で生み出された〝抗体〟は、体内の普通のコロナウイルスを攻撃し始める。

その攻撃から生きのびるために、通常コロナは新たに突然変異した。そして、より凶暴になった。まさに、ワクチン注射が体内に、〝鬼っ子〟を産み出したのだ。

これはガン細胞と抗ガン剤の関係に似ている。

おとなしいガン細胞が猛毒抗ガン剤で〝攻撃〟され〝凶暴〟になるのと同じである。

――ワクチンが、変異種を生み出した――

同じことを岡田正彦・新潟大学名誉教授も指摘している。

「……重大な話があります。ブラジル、南アフリカ、イギリスで、変異ウイルスが相次いで発生した、と報じられています。この三つの国というのは、アストラゼネカ社が昨年（二〇二〇年）治験を行った国なのです。私個人の考えですが、ワクチンが強すぎて、それに対抗するために、ウイルスが過剰に変異してしまったのではないか。ウイルスも生きのびる必要がありま す。〝抗体〟がたくさん出てくると、それに負けないよう、みずからの遺伝子を組み換えてしまう」（ネット配信記事より要約）

●岡田正彦教授の声を聞け

教授は『がん検診の大罪』（新潮社）いう名著もある。温厚な面持ちの方だが、反骨心と正義感は一貫している。彼はワクチンが元凶の変異ウイルスについて、断罪している。

「……新型コロナワクチンに関するデータは、信用できない、というのが私の見解です。以下は、ワクチン接種を無責任に推奨している人たちへの私からの質問です。

――新型コロナの免疫は三か月ほどで、ほぼ消えてしまいます。秘密裏につくられた怪しげな人工遺伝子を、全世界の人たちに三か月ごとに注入し、もし恐ろしい遺伝子組み込みが起こったら責任をとってくれるのですか？　すでに起こりつつある、という事実をご存じないのですか？　ワクチン抵抗性の変異ウイルスがブラジルと南アフリカで同時に発生したのは、アストラゼネカ社が、そこで行った治験のせいではないですか？」

正義漢の岡田教授は、医師たちの腐敗も赤裸々に暴露する。

「……ほとんどの医師は、医師免許の他に、専門医の資格を取得していくが、その資格を継続するには、定期的に開催される学会主催の講演会などに参加しなければならない。講演会では、大学教授など有名医師が演壇に立つ。しかし、彼らは製薬企業から高額な謝礼と旅費を受け取り、豪華なホテルでの宿泊が約束されている。つまり、（講演会に参加した）医師たちの『耳』には、製薬企業に〝不利な情報〟は、いっさい入ってこない仕組みが出来上がっている。医師たちは、『製薬企業の手のひらで踊らされている』と言っても過言ではないだろう。すべての市民は、新型コロナワクチンの接種後に急死、あるいは重篤化する人がきわめて多いという『知られざる真実』を確実に認識したうえで、判断する必要がある」

ワクチンを打つほど増える〝デルタ株〟

●打ったから感染する

「……〝デルタ株〟感染の七割超がワクチン接種者だった」

もはやCDCですら認めている。

「ワクチンを打っても感染する」のではない。
「ワクチンを打ったから感染した」のである。

「……二〇二一年七月、東部マサチューセッツ州で起きた新型コロナウイルス（〝デルタ株〟）

の集団感染で、感染者の七割超がワクチン接種者だった」（CDC報告書）

この土地で開催された大規模イベントで四六九人が〝感染〟したとされるが、そのうち七四％（三四六人）は、ワクチン注射を受けていた。CDCの言い分は「〝デルタ株〟は感染力が強い」。さすがに、ワクチンが原因とは認めていない。

さらに、CDCのワレンスキー所長のコメント。

「……われわれのワクチンは、素晴らしくうまくいっている」

感染を防げてないのに、あぜん。冗談としか思えない。

「……しかし〝デルタ株〟は、いったん感染すれば、ワクチン接種した人でも未接種の人でも、同量のウイルスを発生させることが判明した。ワクチン接種後にブレイクスルー感染した人は、未接種の人と同じように、ウイルスを拡散させる可能性があることがわかった」

つまりCDCは、〝デルタ株〟による〝ゾンビ化〟恐怖を認めている。

それは、以下のような流れだ。

……ワクチン接種↓〝デルタ株〟発症↓〝ゾンビ化〟↓ウイルス拡散……

●全米拡散！　喜劇チック騒動

他方、偽パンデミックによる〝洗脳〟司令本部CDCは、ワクチンが変異種を産んでいることは、ひた隠しにし続ける。

以下、ＣＮＮ報道は、アメリカの喜劇的な状況を描いている。

いうまでもなくＣＮＮも、ディープステートの広報機関である。

「……米国では、〝デルタ株〟が原因で新型コロナウイルスの症例数が急増しており、ワクチンを接種してマスクを着用する国民が増えなければ、この冬のように、一日の症例数が数十万にたっする事態になりかねない、とワレンスキー所長は危惧する。同所長は、『フロリダやルイジアナなど南部の州では症例数が飛躍的に増えているが、まだピークには達していない』という見方を示した」

ワクチンだけでなく、マスクも無意味（ウイルスの大きさは、マスクの網目の五〇分の一以下！）……というのは、もはや常識だ。

●全米人口三分の一に激減

アメリカでのＰＣＲ検査を強力に推進してきたＢ・ギロイド氏は、ＣＮＮにこう語っている。

「……次の変異株は、すぐそこまで来ている。もし、誰もがワクチンを接種しない場合は……」と危機感を募らせる。

ワクチンを打つから変異株が出現するのだ。

彼らは、そんな単純なことすら分かっていない。

アメリカでは、すでに五八％が一回目接種をすませ、五〇％が二回目接種も終えている。

二人に一人、ワクチン完了……！

「打てば全員二年以内に死亡する」（モンタニエ博士）

アメリカの人口が三分の一に激減するのも、当然だ（168ページ参照）。

〝闇勢力〟が中国、武漢で人工ウイルスを作らせた

●約二〇年前から「計画」

コロナ偽パンデミックは、〝闇の勢力〟が約二〇年前から計画してきた。

その根拠は、『コロナと5G』（共栄書房）に記しておいた。

たとえば、科学誌『Nature Medicine』は明記している。

「……アメリカの科学者は、すでにコウモリなどのコロナウイルスとのハイブリッドの人工ウイルスを完成させている。二〇一三年にはすでに、研究者たちは、新型コロナウイルスを人間に感染させる方法を研究している」

さらに、ロシア『プラウダ』紙は、「アメリカが、その新型コロナウイルスに対する実験的なワクチンを作成し、テストを始めた」と報道している。

つまり、コロナウイルス×コロナワクチンの〝マッチポンプ〟作戦は、とっくの昔に開始されていたのだ。

二〇一五年、ＣＩＡは「新型コロナパンデミック計画」を報告している。「……二〇二五年までに大流行し、世界人口の三分の一が感染する」と詳細に〝予告〟しているのだ。

この世界的コロナ禍は偶発ではなく、周到、綿密に計画されたものである。

まさに、コロナの陰謀である。そのことを裏付ける証拠は、数多い。

●最大級の悪役Ａ・ファウチ

ここで最大級の悪役が登場する。

アンソニー・ファウチ医師。米国国立アレルギー感染症研究所（ＮＩＡＩＤ）の所長である。

彼こそが、世界的コロナパンデミックの仕掛人の一人だ。

彼はなんと、アメリカ政府コロナ対策の最高責任者でもある。

二〇二一年八月一日、こう公言している。

「……ワクチンには、きわめて高い効果がある。重症化から人々を守っている」

この時点で、アメリカでのワクチン接種死者の報告は一万人を突破。これはＣＤＣ集計だが、同報告数は実数の一％未満なのだ。だからこの時点で、一〇〇万人超のアメリカ人がワクチン副作用で急死しているのは、まちがいない。

なのに、ファウチのこの発言……。

その理由もかんたんだ。ファウチは、ビル・ゲイツとは長年にわたり親しい〝お友達〟で

■コロナ“黒い仕掛人”の正体がばれた！

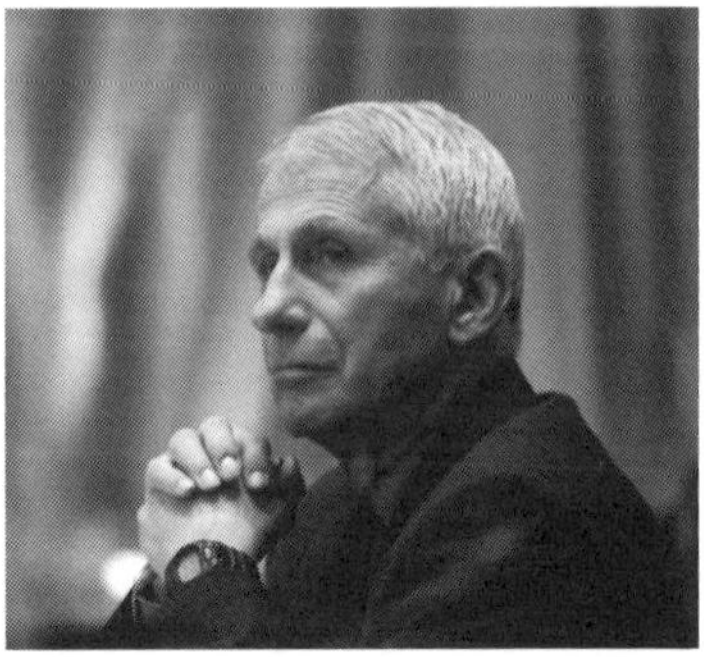

写真7−4　アンソニー・ファウチ博士

あった。彼はビル＆メリンダ・ゲイツ財団の首脳評議員の一人。ビル・ゲイツの別名（悪名）は〝ワクチン妖怪〟。全世界のワクチン開発に莫大な資金援助を行ってきた。

さらに「ワクチンで人口の一〇〜一五％を減らせる」と、あまりに衝撃的な発言をしている。

市民グループがファウチを告発する。

「……あなたは大親友ビル・ゲイツ財団に首脳陣として君臨している。他方で政府コロナタスクフォース（対策組織）のトップにいる。（ゲイツ財団との癒着は）最低でも『利益相反』行為だ。ただちに辞任すべきだ」（動画「ビル・ゲイツ：人類の敵」より）

ファウチこそ生物兵器コロナの全てを知る男

●コウモリを使った実験

〝ワクチン妖怪〟の大親友が、〝コロナの陰謀〟の仕掛人だった。

ファウチは密かに、中国武漢研究所に巨額の闇資金を提供していたのだ。

ばれたのはファウチの極秘メールからだ。

ニュースサイト「BuzzFeed」が情報公開法にもとづき同博士の電子メール公開を要求。

そして、公開されたメールの内容は衝撃的だ。

ファウチは、問題ウイルスが武漢研究所で作られたことを知っていた。

それだけではない。なんと、巨額の資金援助まで行っていたのだ。

二〇二〇年一月三一日、ファウチがスクリップ研究所の免疫学者Ｃ・アンダーセンから受信したメール。

「……やあ、トニー（ファウチの愛称）、〝情報〟ありがとう」

ファウチが送った〝情報〟への「意見」が述べられている。

「……問題のウイルスは、まったく正常に見える。コウモリのそれとの類似点は、コウモリがウイルス保有宿主であった、と想起させる。このウイルスの異常な特徴は、ゲノムのごくわずかな部分（〇・一％未満）にすぎない。（可能性として）操作されたことを示す特徴を見つけるには、詳しく検証しなければならない。エディ、ボブ、マイクそれに私の討議で、問題ゲノムは、進化論から想定されるものとは〝矛盾している〟という意見で一致した」

ここで登場する〝問題のウイルス〟こそ、後に世界を震撼させた〝ＣＯＶＩＤ−19〟なのだ。

新型コロナウイルスはＳＡＲＳを使って製造？

●ＳＡＲＳの機能獲得とは？

ファウチから相談を受けたアンダーセン氏は、「問題ウイルスは、自然に変異したとは考えられない〝異常〟な特徴がある」と返信している。

これを受信したファウチは翌日、自ら所長を勤めるＮＩＡＩＤ副所長ヒュー・オーチンドスに「重要」と頭書きしたメールを送信している。

「……ヒュー、大事な話をしたい。メール『添付書類』を読んでほしい」

その「書類」のタイトルは「バリク、シィ他：『Nature Medicine』ＳＡＲＳの機能獲得実験」。

ここで登場するバリクとは、米国ウイルス学者ラルフ・バリク氏。彼は武漢ウイルス研究にも携わっていた人物だ。シィとは中国の疫学者、石正麗氏とみられる。

わたしは、ここで〝ＳＡＲＳ〟という単語が登場したことに、いささか興奮した。

ＳＡＲＳは、二〇〇二年前後に、中国で猛威をふるった感染症だ。

わたしは、かつて『ＳＡＲＳ――キラーウィルスの恐怖』（双葉社）という告発本を執筆している。そのなかで、ロシア科学アカデミー重鎮の医師が証言している。

「自然界では絶対起こり得ないゲノム配列。実験で製造された人工ウイルスだ。それは、ハシカとおたふく風邪ウイルスを遺伝子組み替えしたものだ」

つまり、SARSも人工合成された生物兵器だった……。

●コウモリのウイルス操作

『Nature Medicine』（2015年11月12日号）に「コウモリのウイルス操作をめぐって、危険な実験に対する議論が高まる」という記事が掲載されている。

ファウチがメール添付したのはこの記事だった。

記事の内容は「SARSウイルスを研究するため、武漢ウイルス研究所で、コウモリのウイルスと組み合わせた『人工ウイルス』を造った。本来、コウモリのウイルスは、直接ヒトには感染しない。しかし、この『人工ウイルス』は、ヒト感染の疑いが濃くなった。このような『機能獲得』実験は、許されるか？……という議論が高まっている」

つまり、武漢研究所でSARSと同じような生物兵器の開発が行われた。それは許されるか……という記事だ。

「……『機能獲得』とは、英語で〝gain of function〟と言い、ある遺伝子の機能を調べるために、その機能を増強させることで類推する実験手法のことだが、その結果、ウイルスの『致死性』や『感染力』が強まる危険がある」（『木村太郎のNon Fake News』2021/6/7）

ファウチは武漢研究所に巨額資金を提供していた！

●違法資金で武漢とズブズブ

アメリカのコロナ対策トップが、裏では中国での新型コロナウイルス〝製造〟に通じていた。これだけでも、一大衝撃だ。

ところが驚愕は、それだけではない。米国国立衛生研究所（NIH）は、この武漢研究所での〝生物兵器〟研究を知りながら、巨額の資金提供を続けてきたのだ。

判明しただけでも六〇万ドル（約六六〇〇万円）が確認済み。ファウチが所長を務めるNIAIDは、NIHの傘下にある。資金援助を知っていて当然だ。

さらに、NIAIDからも武漢へ資金提供していたことが露見。「機能獲得実験」へ連邦助成金の支給は、保健福祉省管轄の〝P3CO〟の審査が必要だ。

しかし、この資金は審査されていなかった。つまり違法な闇資金提供が行われてきた。

ファウチこそ、武漢研究所の〝生物兵器〟製造の黒幕であった可能性が大だ。

二〇二〇年四月一九日、P・ダザックなる人物から、ファウチに次のメールが送られている。

「……スタッフ、協力者を代表して、あなたに感謝します。なぜなら昨夜、トランプ大統領の記者会見で『FOX News』の攻撃にもかかわらず――コロナウイルスがコウモリから直接ヒトに移ったもので、武漢研究所から流出したものではない。それは科学的に証明されている――と明言されたからです」

このダザックなる人物は、中国へ資金援助を仲介したNPO法人の会長だ。

「どのウイルスがヒトに感染しやすいか？」を知る「機能獲得」実験への資金援助を仲立ちした人物なのだ（『パニティフ』紙）。

ファウチ↓ダザック↓武漢研究所……は、ズブズブなのだ。

●〝真犯人〟が捜査を〝指揮〟？

ここまでで判ったことは――アメリカのコロナ対策最高責任者ファウチは、コロナパンデミックが起こった当初から、〝それ〟はアメリカの資金援助で、武漢研究所で人工的に造られたものであることを知っていた。

よくもまあ素知らぬふりで、アメリカのコロナ対策チームのトップに居座り続けたものだ。

だがそれも、驚くに値しない。かつてエイズが蔓延したとき、政府の対策責任者として陣頭指揮をとったギャロ博士の正体は、政府の極秘施設でのエイズウイルス開発の総責任者だった。

つまり、〝真犯人〟を捜査の責任者に任命したのだ。

ファウチも、コロナに関して〝真犯人〟でいながら、捜査の〝指揮官〟という珍妙な位置にいるわけだ。

当然、ここまで証拠メールが噴出したので、ファウチに取材、告発が殺到している。

しかし、彼は頑として、すべての疑惑を否定し続けている。

パンデミック仕掛け人、ついに進退きわまる

●マッコール報告の告発

二〇二一年五月、米議会でファウチは「武漢研究所での『機能獲得研究』に、米国立衛生研究所（NIH）が、資金を提供したことはない」と証言。

ところがその後、それを否定する証拠が続々と出てきた。

トランプ前大統領ですら、次の声明を発表している。

「……ファウチ博士は、この（コウモリ）実験について、なにを知っているのか？　いつ、それを知ったのか？」

米下院、外交委員会筆頭理事M・マッコール議員（テキサス州、共和党）は、八三ページもの調査報告書を発表。タイトルは『新型コロナウイルスの起源：武漢ウイルス研究所調査』。

彼は議会証言で、圧倒的多数の証拠が、ウイルスが二〇一九年九月一二日以前に研究所から流・出したことを証明している。
①データベース消去：根拠の一つが「膨大量のデータベースが突然消去されている」（同議員）。

ウイルスやコウモリ、ネズミなどから採取したサンプルなど重要な情報が記載されている膨大な量のデータベースが、二〇一九年九月一二日深夜に突然消去されている。武漢研究所はその理由について、明確な説明をしていない。

〝コウモリ女〟と呼ばれるトップ研究者の石正麗女史の説明にも一貫性はない。

②空調システム改修：最初の感染が起きる二か月半前、同研究所では、空調システムなどの改修が行われた。二年もたっていない新しい施設なのに不自然だ。空調システムの修繕代金が約六〇〇万ドル（約六六七億円）という莫大な金額だ。

これは、それまでの空調システムが機能していなかった可能性がある。

③軍人オリンピック：同年一〇月、武漢で開催されたミリタリー・ワールド・ゲームに、一〇〇か国以上、約九〇〇〇人以上の軍人が参加。大会中にアスリートたちが、新型コロナウイルス感染症に類似した症状を見せている。

ルクセンブルグの選手は「武漢空港に着くなり体温測定された。武漢の街はゴーストタウンだった」と証言している。カナダ選手も人口一五〇〇万人の武漢がロックダウン状態なので奇異に感じた。この選手は到着後、発熱、悪寒、吐き気などに襲われ、カナダ帰国便では六〇人のカナダ人選手が飛行機の後部座席に隔離され、咳や下痢などの症状を見せていた。報告書は、この大会が初期スーパー・スプレッダーを拡散した、と推測している。

④病院駐車場の車が急増：同年九、一〇月の衛星写真では、同研究所周辺にある五、六か所の

病院駐車場の車が大幅に増加している。これは、同研究所に勤務する研究員たちがコロナ感染し、市中に感染を拡大させたためと見られる。

同報告書は「最初の感染は八月から九月にかけて発生した」と推測している。

マッコール議員は、報告書を振りかざし叫ぶ。「これは、史上最大の隠蔽だ！」

スクープ映像、一万五〇〇〇匹コウモリの衝撃

●ファウチ公聴会で逆ギレ

二〇二一年七月二〇日、米議会公聴会で、共和党ジョン・ポール上院議員が噛み付いた。

「ファウチ氏は嘘をついている。偽証罪だ！」

これに対してまともな反論ができず、ついにファウチは逆ギレした。

「でたらめだ。嘘をついているのはあなただ！」

これに対し同上院議員は、議長に告げた。

「ファウチ氏に対して、刑事照会を要求します」

つまり、刑事訴追を要求したのだ。さらに、ファウチの嘘がばれている。

「武漢研究所はコウモリの研究などしていない」と言い逃れていたが、同研究所内で撮影され

た証拠映像には、一万五〇〇〇匹を超えるコウモリが映っている。

その映像は、六月一三日、インターネットで公開され、一〇〇万回以上再生されている。

もはや、ワクチン・スキャンダル最大の黒幕は進退きわまった……?

ちなみにWHOも、「同研究所にコウモリはいない」「コロナ流出説は陰謀論だ」と否定していたが、その嘘もくつがえされた。

「この動画こそが証明している。私たちが最初からパンデミック起源について聞かされた多くは、中国による虚偽情報だった。さらにそれが、武漢研究所と〝協力〟関係を続けてきた多くの連中により、拡散されてきたことを証明しているのだ」

スクープ映像を公開した市民グループの声明である。

●コロナゲノム情報削除・

コロナ闇の仕掛人ファウチの進退は極まった。そこで、DSは証拠隠滅に躍起だ。

二〇二一年七月二三日、米国立衛生研究所（NIH）は、唐突に発表した。

「新型コロナ流行が発生した頃に中国で確認されたコロナウイルス遺伝子ゲノム配列に関する情報をデータベースから削除した」

そのDNA配列データは、前年三月、中国研究者により提出されたが、その三か月後、研究者が提出した要請によりデータ削除を行った、という。

このゲノム情報を解析し、モンタニエ博士など何人もの研究者が「エイズ遺伝子が組み込まれた人工ウイルス」と指摘してきた。

まさにこのDNA情報は、〝かれら〟にとって不都合な真実。だから、証拠隠滅を謀ったのだろう。

〝ワクチン・パスポート〟で一気に〝家畜〟社会へ

●イスラエル一転廃止の快挙

コロナウイルスを漏らした〝闇の勢力〟は、全人類にワクチン注射を強行しようとしている。

それを加速させるのが〝ワクチン・パスポート〟だ。

この「証明書」がないと、あらゆる市民生活ができないようにする。

ついに、イルミナティが本性をむき出しにしてきた。これでは、未来のNWO実現を待たずに、現在の地球そのものが、人類〝家畜〟社会となる。

まさに、なりふり構わぬ狂奔ぶりだ。それだけ〝やつら〟は追い詰められている。

人類〝家畜化〟の、「先進国」の例を見てみよう。

①イスラエル：接種者に「グリーン・パスポート」を発行。これがないと、飛行機、レストラ

ン、コンサート、スポーツ観戦まで、あらゆることが不能となる。つまり未接種者は「何もできない」「どこにも行けない」。まさに、奴隷以下の〝家畜〟に貶《おとし》められてしまった。
それでも同国では、四割の国民がワクチン接種を断固拒絶していた。そこには、めざめた市民の強固な意思を感じる。

そして、事態は急変した。イスラエル政府は二〇二一年六月一日、「コロナ行動制限をほぼ解除」「〝ワクチン・パスポート〟廃止」を決定した。

市民たちの、めざめと抵抗の勝利である。

●違反者は罰金五八〇万円、懲役一年

②フランス：マクロン政権は七月一九日、医療従事者へワクチン義務化の法案を閣議決定、一週間後に成立。同法は全国民に、飲食店、病院など利用のさいは〝ワクチン・パスポート〟提示を義務づけている。〝自由の国〟フランスは、一気に〝煉獄《れんごく》の国〟に転落した。
同法案の過酷さは次の通り。病院や介護施設の職員が接種拒否すれば、出勤を禁じ解雇も可能となる。市民にも、病院、美術館、映画館、大型ショッピングモールなどの利用は、〝ワクチン・パスポート〟か〝陰性証明〟の提示を義務づける。違反者には禁固六か月。

〝感染〟が判明したら一〇日間の強制隔離。秋以降、ＰＣＲ検査は有料。〝見逃し〟を重ねた店舗には最大で罰金四万五〇〇〇ユーロ（約五八〇万円）。責任者には、懲役一年を科す。

「全国民のワクチン接種を目指す。それが普通の生活に戻る唯一の道だ」（マクロン大統領）

ベラン保健相も通告する。

「九月一五日までに接種しなかった病院などの職員は、『働けなくなる』『給料も払われない』」

彼らは気が狂った。とても現実とは思えない。中世の暗黒時代と、変わりはない。

マクロン大統領は、昨年末にはこうコメントしていた。

「……われわれは啓蒙の国だ。理性と科学に導かれなければならない。ワクチン接種義務化は不要だ」

それが突然の豹変……。いったい、何があったのか？

理由はかんたんだ。所属するイルミナティ上層部から強力な圧力（脅し）を受けたからだ。

フランスでは、一回目接種を受けた人が五八％。半分近い人は、市民生活の自由を完全に奪われる。マクロン大統領の強権発動に、フランス全土で猛烈な反対デモが巻き起こった。

③イタリア：八月六日から〝ワクチン・パスポート〟提示義務化。コロセウムなどの史跡、美術館などの文化使節や飲食店などで、不提示の人は入場や入店を拒否される。

「自由の侵害だ！」と、同国内でも激しいデモが全土で頻発している。

④日本：わが国も密かに、〝ワクチン・パスポート〟の拡大を狙っている。

加藤官房長官は、七月二六日から〝ワクチン・パスポート〟を発行。海外への渡航者に申請受付を開始する、と発表した。

当面はイタリア、オーストリア、トルコ、ブルガリア、ポーランドの五か国で入国時に提示することになる。それにより、隔離免除や緩和などを受けられる、という。

この〝パスポート〟がフランスのように国民家畜化に使われないよう、厳しく監視しなければならない。

全世界で「ワクチン反対！」怒りのデモ大発生

●我らに自由を！　自由を！

七月一四日は、フランス革命の記念日だ。この日、大規模な抗議デモがフランスで行われた。ワクチン接種をしないと生存の権利すら奪われる。市民の怒りはすさまじい。デモ後の路上はバリケードが散乱し、車が炎上し黒煙を上げている。

同様に七月二四日、世界中で反コロナ、反ワクチンの大規模デモが巻き起こった。

フランスでは一六万人が行進する大規模デモとなった。「暴君マクロン！」「恥辱パス反対！」と口々に叫ぶ。主催者は語る。「ワクチン接種しない選択自由を求める」。

ギリシャでも、一〇代の若者への接種義務化に反対して、民衆が蜂起した。議会前で火炎ビンが飛び交い、機動隊が放水する騒ぎに。オーストラリア、シドニーでは、路上を群衆が埋め尽くし、市民は口々に「自由を！」と叫んで拳をふりあげる。

アイルランドでも、政治家のいる会議場を大勢のデモ隊が包囲し反対の声を上げた。〝ワクチン・パスポート〟がないと、パブ、飲食店の利用禁止という法律に猛反発したものだ。

イランでは、大群衆による抗議活動が路上を埋め尽くしている。キューバでは、反ワクチンとともに共産主義反対を叫んで、デモ隊は気勢を上げている。南アフリカでは、デモ隊が暴徒と化して警官隊と衝突している。

「逆らう者は殺す」悪魔たちは次々に口封じ

●犠牲になった政治家たち

〝闇の勢力〟がとる最後の手段が〝暗殺〟である。

たとえば、かつてディープステートの女帝であったヒラリー・クリントンがオバマ政権の国務長官のときに噴出した個人メール・スキャンダル。公的機密情報を個人メールで漏洩していた疑いだ。

いわゆるヒラリーゲート事件だが、この醜聞を追跡していたジャーナリストなど、なんと四六人もの関係者が〝不審死〟している。路上で刺殺、自宅で銃殺など手口も残忍だ。

イルミナティは、口封じのためなら手段を選ばない。

今回のコロナ騒動での〝犠牲者〟とみられる政治家をあげる。

①ジョブネル・モイーズ大統領（ハイチ）

中南米ハイチのモイーズ大統領は、国民の健康を守るため、アメリカの医療利権に対する不信感もあり、国家として断固コロナワクチンを拒否していた。その一徹の政治家は、二〇二一年七月七日、突如、暗殺されて果てた。そして、そのわずか一〇日後、ハイチでのワクチン接種が開始された。

②ジョン・マグフリ大統領（タンザニア）

アフリカ、タンザニアのジョン・マグフリ大統領（前出）は快男児だった。彼はＰＣＲ検査の馬鹿ばかしさを証明するため、山羊の乳、パパイアの汁、自動車オイル、ウズラなどをラベルなし〝サンプル〟として、ＰＣＲ検査を受けさせた。その結果、なんと四つが〝陽性〟だった。ユーモアと皮肉あふれる痛快な告発である。

そして、二〇二一年三月一七日、マグフリ大統領は急死した。死因は〝心臓病〟と公表された。

③ピエール・ンクルンジザ大統領（ブルンジ）

彼も、コロナワクチンに対して反対を表明していた。国民の命を預かる為政者なら当然だ。そのピエール大統領は、二〇二〇年六月、突然、死亡している。死因は〝心臓発作〟とされている。五五歳の若さだった。

④アンブロセ・ドラミニ首相（エスワティニ）

一貫して、反コロナ、反ワクチンを表明していた。そして、やはりドラミニ氏は二〇二〇年一二月、五二歳の若さで〝急死〟。死因は、〝COVID-19〟の合併症とされている。

⑤ハメド・バカヨコ大統領（コートジボアール）

彼も同じく反コロナだった。そして、バカヨコ氏は二〇二一年三月、やはり五六歳の若さで死亡。〝死因〟は公表されていない。

⑥ジェイコブ・ズマ元大統領（南アフリカ）

二〇二一年六月、法廷侮辱罪で懲役一五年の刑を言い渡された。

彼は、〝COVID-19〟のワクチン接種を拒否し、ロックダウンをアパルトヘイト時代の政策になぞらえて批判、投獄された。

●メキシコ大統領の勇気

メキシコのオブラドール大統領も訴える。

「……気を付けなさい。製薬会社は『三回目、四回目の接種が必要だ』とか、『子どもに打て』と言います。だまされてはいけない。彼らは金儲けをしたいだけだ！」

ネット上で「メキシコ大統領、子どものワクチン拒否」「利益優先の製薬企業と対決」と反響。さらに「世界で最も暗殺される可能性の高い政治家になった……」と、身の安全を心配する声が飛び交っている。

――〝やつら〟の悪魔性が浮き彫りになる。

テレビは見てはいけない、新聞は取ってはいけない

●メディア洗脳の腐敗告発

「……CBSは、偽コロナ情報を流し、職員にワクチン強制している」

米国最大級メディアCBSの〝お天気お姉さん〟がぶちまけた。

気象リポーターのモス女史は、市民メディア「プロジェクト・ベリタス」インタビューで告発している。

「CBSはワクチン拒否の社員に、全社的いやがらせで圧力をかけている。人権問題です」

社内部文書は「CBSのパワーで、視聴者のワクチン接種をあおる」と言い切っている。

さらに、この〝お天気お姉さん〟は、生放送でこう予報した。

「……明日の雨は……ところで、今夜、私は『プロジェクト・ベリタス』インタビューで、CBSの差別・圧力を暴露します……さて、お天気ですが……」

仰天したCBS首脳は、即座に彼女を解雇した。身を挺してメディア腐敗に一矢を報いた彼

女に拍手だ。

ＣＢＳは犯罪的な〝やらせ〟放送の前科がある。二〇二〇年三月二七日「……ＮＹ市エルムハースト病院は、早朝から大行列です」と、全米ニュースでコロナのデマ情報を流して全国民の恐怖をあおった。「病院の外では人々が検査を待ちます」と、検査所テントが張られ殺到する〝人々〟を空撮している。

しかし、これらは撮影用セットで、〝患者〟もやらせの役者たちだった。〝戦場と化した〟病室も、よその映像の使い回し。大量の患者が押しかけているはずの待合室も、市民グループが潜入撮影したら空っぽ……。ＣＢＳはきわめて悪質な詐欺放送を連発するメディアだった（『コロナとワクチン』前出）。

日本のテレビ、新聞もまったく同じ。政府も同じ。

だから、テレビは見てはいけない。新聞は取ってはいけないのだ。

「ぜったい打たない！」断固拒否が世界で急増中

●米軍四分の三が辞める

「……アメリカ軍の約七五％が接種拒否」（軍報告書）

不正選挙でトランプから大統領職を盗んだバイデン政権は、まさにディープステートの巣窟だ。だから米陸軍は、新型コロナワクチンの接種義務化に向けて動き出した。

すると、「もしそうなれば軍を辞める」と公言する兵士が続出している。

ペンタゴン（米国防総省）報告書によれば「米軍職員の約七五％がワクチン接種を拒否」。

つまり、軍部がワクチン接種を強制にすれば、米軍四分の三が辞める。そうなれば、地上最大の軍隊が一瞬で崩壊する……。これぞまさに〝めざめの力〟〝拒否の力〟だ。

日本でも、自衛隊員への職域接種が強行されている。

しかし、「ワクチンを打てば、二年以内に全員死ぬ」。自衛隊員の全員に打たせれば、それは自衛隊の全滅をもたらす。

敵と戦う前に、ワクチンという〝毒薬〟で全員自決するのと同じだ。

●全米医師六〇％が接種拒否

「全米の医師、約六〇％がｍＲＮＡワクチン接種を拒否」（米国医師会ニュースリリース）

これは、医師団体であるアメリカ外科医師学会（ＡＡＰＳ）のアンケート調査の結果だ。

「二回のワクチン接種を受けましたか？」の問いに「ＮＯ」回答が五八・〇九％だった。

これは意外だ。

アメリカでは医師ら医療関係者の接種が迅速に進んでいる……と報道されてきたからだ。

その根拠となったのが米国医師会（ＡＭＡ）の報告だ。「全米開業医九六％が、ワクチン二回接種を受けた」と発表している。

ところが、これがまったくの嘘八百だった。それが、今回アンケート調査で判明した。約六〇%の医師たちは、コロナワクチンを拒否しているのだ。

現場ですさまじい副作用を目にし、耳にしたら、自分に打つ勇気などなくなって当然だ。

米国医師会は昔から悪名高い腐敗組織だが、ここまで堂々と嘘を発表するとは……。

●不服従が国家を動かした

国をあげて国民が断固拒否しているのがイスラエルだ。

接種者が右肩下がりで激減すると、感染者も激減している（図7-2、240ページ）。これも皮肉だ。

そして、接種者がゼロになっていることに注目。つまり、約四割の国民は、断固拒否なのだ。

彼らは接種証明「グリーン・パスポート」はもらえない。飛行機やレストランなど、あらゆる施設から拒否される。

それでも、打たない。彼らは周囲の悲惨な被害を見て、ハラをくくったのだ。

「ワクチンで殺されるぐらいなら打たないがマシだ」

このめざめた人々の決意に、イスラエル政府もゆらいだ。

〝ワクチン・パスポート〟廃止、さらに、コロナ規制の撤廃を発表した。

人々の不服従が国家を動かし、一八〇度、方向転換させたのだ。

プロ野球選手が急死、芸能人も息も絶え絶え

●中日、木下雄介投手（二七歳）

「……オレ、打たへんわ。体がどうにかなる言うやん」

明石家さんまさんはエライ。周囲に流されず、自分の考えをスパッと言った。

ぎゃくに、まわりの空気に流されて打った有名人は、悲惨だ。

最悪の悲劇は中日の木下雄介投手だ。ワクチン接種後、危篤状態におちいり、死亡……。

まだ二七歳という若さの死だ。家族だけでなく、ファンも嘆き悲しんだ。

接種から数日後、練習中に体調急変で大学付属病院に搬送された。人工呼吸器が外せないほどの危篤状態が続き、息を引き取った。

有名人や芸能人は、広告塔の役割をになわされ、拒否しにくい雰囲気に流されてしまう。

そして彼らは、思いもかけない高熱、頭痛、倦怠感などにショックを受けている。

さらに「二年後、全員死ぬ」とさえ言われる恐怖の運命が、まちかまえている。

●しんどい、辛い、まいった

以下——。芸能人たちの〝後悔〟と〝悲鳴〟である。

■バナナマン：ワクチン〝副反応〟でラジオ欠席。二人とも発熱。急きょ、東京03が代役（『スポニチ』7／31）。

■オール巨人：二回目ワクチン後ダウン。三八・三℃。「めちゃくちゃしんどくて」。

■中川家・剛：ワクチン〝副反応〟のつらさ。食べようとしたコンビニおにぎり「一、二、三でも食べれへんのよね」。

■なだぎ武：五輪開会式に出演したが、ワクチン〝副反応〟で三九・二℃。「こんなにもつらいとは……くらいしんどかった」（『スポニチ』7／28）

■RIKACO：ワクチン二回目の接種で、高熱の副反応。「頭がかち割れるぐらい痛い。泣きそうだよ！」（『読売新聞』8／1）

■梅宮アンナ：ワクチン二回目接種で経過報告。三七・七℃の発熱。「すご～く、頭が痛くて……」（同）

■野田クリスタル：「すげー！」ワクチン接種〝副反応〟で、体温四一℃まで上昇（『日刊スポーツ』7／31）。

■霜降り明星：ワクチン〝副反応〟の発熱で、出演番組収録を欠席。せいや、浜田雅功への事情説明で〝感動〟も（『スポニチ』7／31）。

■フワちゃん：「フワちゃんでも勝てず、ゴリゴリの〝副反応〟出て寝込んでいます。打った当日は高揚感も、翌日三八・三℃でダウン」（『中日スポーツ』7／31）。

――接種直後でこれほど症状がひどいとは……。彼らの二年後が、心配でならない。

PCR全廃をCDC公表、二日前にゲイツ新会社買収

●株高狙い、絶妙タイミング

「……CDC（米疾病予防管理センター）、PCR検査を廃止」

二〇二一年七月二一日、寝耳に水の発表である。

CDCは年末、FDA（米食品医薬品局）へのPCR検査緊急許可申請を撤回する。

まさに、耳を疑う。偽パンデミック司令本部が、PCR検査を止める……!?

どういう風の吹き回しか。

しかし、それも無理はない。そもそもコロナ詐欺は、PCR詐欺なのだ。

PCR検査は、発明者キャリー・マリス博士ですら「感染症の診断に用いてはいけない」と言い続けて、博士は最期、不審死で人生を終えている。

本書でも繰り返しのべてきたように、PCR検査のペテン、インチキをあげていたら、キリがない。

日本の厚労省も、「PCR〝陽性〟は、ウイルス存在を証明しない」と国会答弁している。

つまり、「〝陽性〟はコロナと無関係」と、政府は認めているのだ。

なのに、「陽性」＝「感染が爆発している」と、連日恐怖を煽る。

PCRのペテンは十指で足りないほどだ。

そうしたところ、突然、CDCがPCR検査を来年から廃止する、という。

理由はかんたんだ。PCR検査は嘘とペテンがてんこ盛りだから、世界中から呆れ果て、怒り果てた批判が、CDCに殺到している。

そこで、〝やつら〟は見切りを付けた。もうこれ以上、ごまかせない。

なら、嘘のばれる前にPCR検査をやめちまえ！

●ロコツでみえみえ株操作

この唐突なPCR全廃ニュースとあいまって、不可解なニュースが飛び込んできた。

七月一九日、なんと、ビル・ゲイツとジョージ・ソロスが、PCR検査に代わる医療検査会社を買収した、という。この二人は、まさにディープステートの2トップと言ってもよい。

二人は、現在のパンデミックに対応するため、英国の検査会社を買収した。

会社名はモロジック社。最新鋭の妊娠検査法を開発したことで知られる。

この買収には、PCR問題が根底にある。

ここで、この企業買収発表とＰＣＲ廃止発表との時間差に注目。七月一九日と二一日。
たった二日後にＣＤＣがＰＣＲ廃止を発表している。
二日前にゲイツとソロスは、ＰＣＲ検査に代わる検査会社を買収している。
この唐突なＣＤＣ発表で、二人が買収した検査会社の株は爆騰した。
憎いほどアッパレな株価操作だ。ワルはそこまでやるか、と呆れ果てるしかない。

●「知る」ことは「勝利」だ

しかし、ＣＤＣがＰＣＲ検査を見限ったことは大きい。
〝かれら〟も、その詐欺手法がもはや通用しないことを悟ったのだ。
これも、〝闇〟勢力の一歩後退である。
それは、めざめた市民の〝光〟勢力にとっては、一歩前進だ。
〝闇〟と〝光〟の闘いは、まだまだ、これからも続くだろう。
しかし、ディープステートとめざめた市民は、数でいえば、一％対九九％だ。
一対九九の闘い……圧倒的に〝光〟の側が有利だ。
われわれにとって「闘い」とは、知ろうとすることだ。
そして「知る」ことは、「勝利」なのだ。
「勝利」は近いことを確信し、一歩一歩、前進しよう——。

エピローグ　打ってしまったひとも、あきらめない
――決め手は、免疫力と排毒力だ！　和食、断食、日光浴……

ばかばかしい現実を乗り越え、みんなで生き抜こう！

●日本も世界も気が狂った

ばかばかしい……。
全世界のコロナ騒動には、この言葉しかない。
人類は、これほどオロカだったのか……悲しいし、悔しい。
テレビで、毎日、毎日……あきもせず「コロナ患者」速報値が流れる。
「速報：東京で新たに二六一二人感染……」（二〇二一年八月一〇日）
ばかばかしい……。またもや、ため息と苦笑しか出ない。
厚労省は国会答弁している。「ＰＣＲ検査は、ウイルスの存在を証明しません」。
つまり――ＰＣＲ〝陽性〟は、ウイルス感染ではない――。

それを、政府は公的に認めている。なにしろ、水でもコーラでも〝陽性〟と出るのだ。

なのに、連日、感染者（ＰＣＲ〝陽性〟者）が×××人と発表。

マスコミも、それを無批判に、ただ垂れ流す。

さらに「新型コロナウイルスは存在するのか？」と質問された厚労省は、こう回答している。

「そういう証拠はないが、〝ある〟ものとして対応している」

東京都も同じ。

「ウイルスの存在を証明する物はない」（小池百合子知事の回答書）

もはや、メチャクチャである。気が狂ったも同然だ。

それを、メディアが流す。国民は信用する。まさに、日本は〝狂気の列島〟と化した。

狂ったのは世界も同じだ。いや、世界はもっと酷《ひど》い。

〝ワクチン・パスポート〟がないと飛行機に乗れない。公共施設は利用させない。

レストランに入れない。

フランスのマクロン大統領は、「違反者は禁固一年」という。

とても現代とは思えない。もはや、中世の暗黒に逆戻りだ。

こうして世界はさらに、狂気でカオス状態だ。地球は〝狂気の惑星〟と化した。

ばかばかしい……。

●実験動物とヒトは異なる

しかし――。ただ呆れ果てているだけでは、すまなくなった。

地球を闇から支配してきた勢力ディープステートは、最後の攻撃を人類に仕掛けてきたのだ。

モンタニエ博士、イードン博士が「二〜三年で死ぬ」と警告している根拠は、実験動物の大量死だ。ネコ、サル、ネズミなどの寿命を、ヒトに換算して警告している。

しかし、これら実験動物を、そのまま人間に当てはめるのには、少し無理があります。

実験動物たちは、暗いケージに飼われ、固形飼料で育てられています。十分な栄養や日光とは無縁で育っているのです。とうぜん、野生の動物たちより生命力は劣ります。

だから、両博士の警告が、そのまま人間に当てはまるとは思えません。

ただし――。あなたがこれら動物と同じような生き方をしていれば、やはり「二〜三年以内に死ぬ」ことになるでしょう。

まずは、このばかばかしい現実を冷静に見つめ、生き抜く道をさがしましょう。

和食、断食、日光浴……免疫力と排毒力を高めよう

●和食でコロナ死が減少

生き抜く秘訣は、あなたの生命力です。それは、免疫力と排毒力によります。

まず、基本は「何を食べるか？」にかかっています。

あなたは、「ジャパン・ミステリー」という言葉をごぞんじですか？

それは、コロナ禍のとき、日本人だけは死者がきわめて少なかった……ことに由来します。

世界の研究者たちは、このナゾに挑みました。

そして、出た結論はあっけないものでした。

「日本人に死者が少ないのは、緑茶を飲んでいるからだ」

つまり、緑茶の抗ウイルス、栄養効果などが絶賛されたのです。

さらに、コンブなど海藻の常食も絶賛されています。海藻成分フコイダンには、一時〝特効薬〟とされたレムデシビルの数倍もの抗ウイルス作用が確認された、という。

さらに、海外の研究者が注目したのが納豆です。

納豆のような発酵食品は、腸内微生物を活性化し、免疫力を高める。

免疫力の八～九割は腸で生まれている、という事実に気づくべきです。

ちなみに海外の研究者たちは、同様に韓国でコロナ死亡率が低い第一の理由として、キムチをあげています。納豆やキムチなど発酵食品に共通するのは、腸内細菌叢を活性化させること。

つまりは、先祖の知恵にのっとり、和食中心の暮らしをする、ということです。

●カタカナ食からひらがな食へ

では――。洋食はどうでしょう。欧米食は、動物食が中心です。

肉や牛乳、乳製品、卵など動物食（アニマルフード）は腸内で腐敗し、消化で酸毒を出し、血管に血栓をつくります。だから、肉好きの大腸ガン死は五倍（日系移民の例）、糖尿病死は約四倍（肉食者と比較）、心臓病死は八倍（カリフォルニア州）なのです。

このように欧米食を好むほど死者が激増するのは、「腐敗」「酸毒」「血栓」というアニマルフードの三大悪によります。「早死にする」ということは、生命力が弱っているからです。

くわしくは拙著『ガンを治す「波動医学」』（共栄書房）を参照してください。

コロナワクチンに負けない生命力、免疫力をつける。

そのためには、食の習慣を一八〇度変えることです。

はやくいえば――カタカナ食からひらがな食へ――のシフトです。

つまりは、ミートイーター（肉食者）から、ベジタリアン（菜食者）になることです。

それで、あなたの生命力・免疫力は、格段にあがります。

●断食力は最高の排毒力

生命は、体内に入った異物を体外に出すはたらきがあります。

排毒力です。コロナワクチンの〝スパイクたんぱく〟など毒素も、人体にとっては異物です。

だから、本能的に排毒していきます。

排毒力を加速するベストの方法が、断食（ファスティング）です。

――断食は万病を治す妙法である――

体へのインプットをストップすると、アウトプットで、体は体内にたまった毒素を猛烈に排毒していきます。断食力は最高の排毒力なのです。

この「ヨガ」の叡智《えいち》を、日常の習慣にとりいれましょう。

さらに、ファスティングも、排毒にきわめて効果があります。

●日光浴、ビタミンD、免疫

さらなる免疫力アップのためにおすすめなのが、タワシ摩擦と日光浴てす。

毎朝起きたら、上半身裸で、タワシで全身をこすります。真冬でもポカホカしてきます。

そしてその後は、ベランダでパンツ一枚で二〇～三〇分ほど日光浴です。

真冬の日差しでも、結構ポカポカと暖まります。

タワシ摩擦も日光浴も、皮ふを鍛え、免疫力をアップさせます。

とりわけ、コロナワクチンを打ったひとには、日光浴はぜったいに欠かせません。

太陽光は、体内にビタミンDを生成してくれます。

このビタミンDこそ、体内の免疫細胞マクロファージの栄養源なのです。

太陽の〝光〟こそがワクチン接種者の命を救う、といっても過言ではないのです。

〝感謝の波動〟が永遠の生命力をあたえてくれる

●筋トレ、長息、瞑想法

ワクチンを打ってしまった……、とがっくり引きこもるのは最悪です。

今こそ、筋トレにチャレンジすべきです。

筋肉は鍛えるほど、生命を活性化させる〝若返りホルモン〟を分泌します。それは、マイオカイン（筋肉ホルモン）という活性物質です。筋肉量と運動量に比例して分泌されます。

筋肉を鍛えるほど、筋肉を増やすほど、コロナワクチンに負けない肉体となるのです。

また、「アイソメトリックス」（静的筋トレ）もおすすめです。

筋肉は最大負荷の八〇％以上の力を五秒以上かけると、急速に発達します。

「ヨガ」のポーズもおすすめ。これは、インナーマッスル、スリーピングマッスルを微妙に運動させる立派な筋トレなのです。

さらに、「ヨガ」がすすめる長息法（ロングブレス）も、生命力、免疫力、排毒力を格段に高めます。それは瞑想につながり、ストレス解消にもおおいに役立ちます。

●感謝が平安と至福をもたらす

災い転じて福となす。この地球規模のコロナ禍を奇貨とし、あなたの人生を見直しましょう。

「天は自ら助くる者を助く」

最後にひとつ、言い忘れました。

この未曾有の人類の危機を乗り切る――最大の秘訣があります。

それは、〝感謝の心〟です。それは、〝恐怖の心〟とは対極にあります。

気づきを与えてくれたコロナにも、感謝しましょう。

〝感謝の波動〟は、あなたをやさしく包み、平安と至福をもたらします。

その心身の境地が、永遠の生命力の根源となるのです。

そして――、
ともに新しい未来に向かって、希望の一歩を踏み出しましょう。


――以上。

船瀬俊介

船瀬俊介（ふなせ・しゅんすけ）
1950年、福岡県に生まれる。九州大学理学部入学、同大学を中退し、早稲田大学第一文学部社会学科を卒業。地球環境問題、医療・健康・建築批評などを展開。文明批評家として、近代「火の文明」は、近未来「緑の文明」にシフトすると主張。同志を募って「船瀬塾」を主宰。さらに、年に500本は鑑賞する永遠の映画青年。シナリオ作品として『夕暮れまで』（黒木和雄監督、共作）、『なしか？』、『アンデス幻想』、『龍馬外伝、寺田屋襲撃』（未公開）などがある。
著書に、『抗ガン剤で殺される』、『笑いの免疫学』、『メタボの暴走』、『病院に行かずに「治す」ガン療法』、『ガンになったら読む10冊の本』、『健康住宅革命』、『原発マフィア』（花伝社）、『未来を救う「波動医学」』、『世界に広がる「波動医学」』、『ガンを治す「波動医学」』、『あぶない抗ガン剤』、『維新の悪人たち』、『肉好きは８倍心臓マヒで死ぬ』、『フライドチキンの呪い』、『コロナと５G』、『コロナとワクチン』（共栄書房）、『買ってはいけない』（金曜日）、『知ってはいけない⁉』、『「長生き」したければ、食べてはいけない⁉』、『ガン検診は受けてはいけない⁉』（徳間書店）、『日本の真相！』、『アメリカ不正選挙2020』（成甲書房）、『魔王、死す』、『リニア亡国論』、『牛乳のワナ』（ビジネス社）など多数。

ワクチンで殺される

2021年9月25日　初版第1刷発行

著者 ―――― 船瀬俊介
発行者 ―― 平田　勝
発行 ―――― 共栄書房
〒101-0065　東京都千代田区西神田2-5-11 出版輸送ビル2F
電話　03-3234-6948
FAX　03-3239-8272
E-mail　master@kyoeishobo.net
URL　http://www.kyoeishobo.net
振替　00130-4-118277
装幀 ―――― 黒瀬章夫（ナカグログラフ）
印刷・製本 ―― 中央精版印刷株式会社

ISBN978-4-7634-1102-0　C0036